INTRODUÇÃO

Pilates, todos falam, mas o que é realmente? É um Método criado   pelo alemão Joseph H. Pilates durante a primeira Guerra Mundial (1880-1967), para curar a própria doença, era asmático, muito debilitado; seu programa baseia-se em um completo condicionamento físico e mental numa vasta órbita de exercícios com pequenos   e   grandes   movimentos   terapêuticos desenvolvido para ajudar pessoas que se recuperaram de lesões, intensificados as vezes para atletas, por isso atraiu muitos   bailarinos.   Os   princípios   do   Pilates   estão embasados nas filosofias orientais, como yoga e artes marciais, a nas filosofias e métodos de educação corporal ocidentais,   da   ginástica   médica   de   P.H.   Ling,   do fisiculturismo de Eugen Dandow e a pedagoga de dança Rudolph Laban, (CRAIG, 2005; Latey,2001; MORGADO, 2010).

Craig, (apud Joseph & Miller, 1998), afirma que o Método Pilates é programa baseado em uma gama de mais de 500 exercícios globais de força, flexibilidade, coordenação, mobilidade, consciência corporal, equilíbrio, postura, agilidade e propriocepção.

Este   método   permite   desenvolver   nos   seus praticantes uma maior tomada de consciência corporal através, sobretudo, dos seus princípios, ligados também a técnicas orientais e ocidentais de relaxamento consciente e filosofias de contemplação: concentração, respiração, controle, precisão e fluidez de movimento, (CRAIG, 2006; GONÇALVES et al, 2009).

Por este motivo o Pilates está sendo muito difundido na área da Fisioterapia na saúde da mulher, como método de condicionamento físico e reabilitação que promove a saúde e a qualidade de vida, harmoniza o contorno corporal e a postura, gerando beleza e grande satisfação daqueles que o praticam. Especificamente nas mulheres e na sua saúde, o método Pilates pode beneficiá-las nos diferentes estágios da vida. Da infância até a pós-menopausa, passando pela gestação e pós-parto; o Pilates pode trazer bem-estar, melhorar o condicionamento físico geral e aumentar a autoestima, proporcionando maior qualidade de vida, (GOLÇALVES et al, 2009).

Os grandes benefícios do Pilates na saúde da mulher incluem: a melhora da estética corporal através do fortalecimento abdominal, gerando uma postura mais esbelta, diminuição da incontinência anal e urinária, melhora nas disfunções sexuais, prevenção do prolapso genital e diminuição de dores pélvicas. Sendo muito utilizado no tratamento de pós mastectomia oncológica de mama e como prevenção e tratamento de osteoporose em idosas, (GONÇALVES et .al, 2009).

De acordo com o Instituto Nacional do Câncer, cerca de 2,4 milhões de mulheres que vivem nos Estados Unidos em 2004 tinham sido tratados de câncer de mama (American Câncer Society, 2007). Graças à detecção precoce e avanços no tratamento, muito mais mulheres vão sobreviver câncer de mama e continuar a viver a sua expectativa de vida natural. Apesar desta boa notícia, tratamentos de câncer ainda são desgastantes e agressivos ao organismo, trazendo grandes sequelas as mulheres. Em apenas um ano de tratamento, o corpo pode envelhecer uma década.

Entre o ganho de peso inevitável, atrofia muscular e perda óssea prematura, as mulheres ficam mais debilitadas, sendo fisicamente desafiador retornar as atividades dos normais do dia-a-dia, por esta razão o Pilates vem sendo muito utilizado para esse público feminino, (CRUZ et.al, 2011).

Por este motivo o Método Pilates é um regime de exercício suave e restaurador, perfeitamente adequado para as mulheres pós mastectomia de mama se recuperarem e reconstruírem seus corpos. Joseph Pilates foi um mestre de reabilitação durante sua vida, sua abordagem enfatizou precisão e controle, quando combinadas essas qualidades com a ciência do exercício atual, age como um grande aliado para resolver os problemas de saúde das mulheres, (CRAIG, 2004).

Juntamente com o fortalecimento muscular , exercícios de alongamento e agilidade, o Pilates é capaz de diminuir sintomas típicos da TPM (Tensão Pré Menstrual): retenção de líquidos, dores e enxaquecas; favorecendo a circulação, auxiliando o retorno venoso, diminuindo as dores nas pernas causadas por varizes, vasinhos e problemas de retenção hídrica nos pés causando inchaço, (com edema com cacife ou sem cacife).

As mulheres mais velhas beneficiam- se dos efeitos sobre a osteoporose e incontinência urinária, esta última, através do fortalecimento do períneo - grupo muscular que dá sustentação aos órgãos sexuais e pélvicos – melhorando inclusive a vida sexual da mulher. Auxiliando também no controle dos sintomas pré menopausa e pós menopausa, (CRAIC, 2006; GOLÇALVES et.al, 2009; VICENTE, 1999).

Para Sukovaty (2010), o método Pilates também adapta- se às necessidades da gestante, sendo uma prática segura de exercícios, tão benéficos para a saúde da futura mamãe quanto do bebê.

O trabalho respiratório e o fortalecimento da musculatura abdominal e pélvica auxiliam no parto e na sua recuperação, desde de que o ginecologista obstetra ateste a liberação da gestante para exercícios, pois muitas mulheres tem sangramento durante o primeiro trimestre, e no último algumas apresentam no último trimestre pré eclampsia. Mas quando liberado o exercício o Pilates propicia interação entre o corpo e a mente favorece a consciência corporal, auxiliando a gestante a adaptar-se às mudanças que ocorrem em seu corpo, com: no controle do peso e na circulação sanguínea, (tanto no período pré natal como pós natal), sendo adaptado de acordo com a fase em que a gestação se encontra.

Esse estudo de pesquisa Bibliográfica exploratória, visa definir, provar e constatar como se tratar e prevenir doenças exclusivamente femininas utilizando o método Pilates, mostrando seus benefícios e exercícios mais indicados no bem-estar biopsicossocial em todas fases da vida de uma mulher, mesmo sem patologia, (CRUZ et.al, 2011; GOLÇALVES et.al,2009).

Conforme citado anteriormente, as mulheres beneficiam-se da técnica em qualquer fase da vida. Pesquisas têm provado que o Pilates propicia uma maior atenção às mulheres, porque está muito ligado ao assoalho pélvico, centro (Power house), onde é para as mulheres mais que isso, onde se gera o ser humano; local que gera a vida e também grandes problemas uroginecológicos.   Além de melhorar a forma física, prevenir e tratar alguma patologia, o Pilates é muito prazeroso, diminui o stress, relaxa e modela o corpo, com movimentos harmoniosos e graciosos, adaptado a vida moderna das mulheres. □

O QUE É PILATES

Não interessa o que você faz e, sim, como você faz. Comprometa-se com seu corpo, sinta-o, respire profundamente e olhe para dentro de você." É um método criado por Joseph Pilates na década de 1920, envolvendo controle muscular. A maioria dos exercícios são executados com a pessoa deitada. Atualmente a técnica é reconhecida para tratamento e prevenção de problemas na coluna vertebral, antigamente para treinar bailarinos atletas, (SELBY & HERDMAN, 2000).

O Pilates é denominado de contrologia, que é o controle de todos os movimentos musculares do corpo, usando a correta aplicação execução de todos os princípios das forças biomecânicas sinergéticas de alavancas, que atuam em cada um dos ossos do esqueleto humano. Aplicados aos fundamentos do equilíbrio e da gravidade do movimento estático, dinâmico e isométrico no estado ativo, ou ainda e repouso (dormindo), formam um movimento completo, harmonioso e perfeito ao ser humano, (JOSEPH & MILLER, 1945, 1999).

Os exercícios do método Pilates são, na sua maioria, executados na posição deitada, porque nesta posição a menos impacto nas articulações de sustentação do corpo do que na posição ortostática, principalmente, na coluna vertebral; sendo assim permite uma recuperação das estruturas musculares, articulares e ligamentares particularmente da região sacrolombar mais rápida e eficaz, (FREITAS, 2012; SIMÃO, 2008).

Para Selby & Herdman, (2000), o Pilates origina beleza e grande satisfação aqueles que o praticam. Possui uma proposta diferenciada, na qual se busca identificar e atingir os objetivos de cada aluno individualmente, com exercícios que prezam a qualidade do movimento ao invés da quantidade de repetições, podendo ser adaptado para qualquer fase da vida do indivíduo, em qualquer faixa etária.

Conforme seu criador, Joseph Pilates, a completa integração entre mente, corpo e espírito se dá com a prática do exercício físico, que respeita e desenvolve a mecânica corporal, onde: " ... poucos movimentos bem feitos, realizados de forma correta e equilibrada, valem por muitas horas de exercícios..."(JOSEPH F & MILLER,1945,1999).

De acordo com Simão, (2008), os exercícios são classificados em níveis: básico, intermediário e avançado e, embora seja uma prática suave e segura, as aulas são estimulantes e desafiadoras, sem monotonia, já que há mais de 500 exercícios a serem praticados. O sistema básico, inclui um programa de exercícios que fortalecem a musculatura abdominal e para vertebral, bem como os de flexibilidade da coluna, além de exercícios para o corpo todo.

O sistema intermediário - avançado são introduzidos, gradualmente, exercícios de extensão do tronco, além de outros exercícios para o corpo todo, procurando melhorar a relação de equilíbrio agonista-antagonista. Uma vez que o método preconiza a melhoria das relações musculares (agonista e antagonista).

Os exercícios de Pilates podem ser executados no solo, com uma gama de acessórios, (magic disc, rolo mágico, disco equilíbrio, faixa elástica, foot corrector, push up device, neck stretcher, bean bag, mat, bola suíça,disco rotação, tonning ball), ou em aparelhos específicos para a prática do método, (cadilak/trapézio, wall unit ou tower, high chair, ladder reformer, barril, spine corrector, mini barrel, arm chair), descreve, (SIMÃO, 2008).

As aulas de Pilates apresentam exercícios suaves e eficazes; com poucas repetições de cada movimento; com o uso de aparelhos e acessórios criados especialmente para os exercícios. Os resultados são rápidos e duradouros, consistindo de construção de posturas corretas sem desgaste físico, relata (JOSEPH & MILLER, 1999).

Segundo Simão, (2008), através da união do treinamento de força e de flexibilidade, o Pilates estimula a percepção do corpo e da mente; reduz a tensão, a ansiedade, o estresse e proporciona o equilíbrio muscular, entre outros objetivos.

Foi desenvolvida para dar energia, graça natural (leveza) e habilidade que vai refletir no seu jeito de caminhar, jogar e no seu trabalho. O principal resultado será amplificar o total controle da sua mente sobre o completo controle do seu corpo. A Completa coordenação de corpo mente e espírito, (JOSEPH & MILLER, 1945, 1999).

Especificamente nas mulheres, o Método Pilates pode beneficiá-las nos diferentes estágios da vida; da infância até a pós-menopausa, passando pela gestação, o Pilates pode trazer bem-estar, melhorar o condicionamento físico geral e aumentar a autoestima, proporcionando maior qualidade de vida.

Durante a infância e adolescência, proporciona a aquisição de bons hábitos posturais, da consciência corporal e fortalecimento muscular em geral. Ainda, diminui dores causadas pelo crescimento e corrige alterações na postura corporal.

Uroginecologia: Incontinência Anal e Urinária na Mulher (assoalho pélvico)

"Com 10 sessões você perceberá a diferença, com 20 sessões os outros irão perceber a diferença e com 30 sessões você vai ter um novo corpo."

A Incontinência urinária pode afetar até 50% delas em alguma fase de sobre a bexiga, o que é considerado normal, (BORGES, 2005).

Considerada uma doença, a incontinência urinária (IU), pode alterar a qualid suas vidas. As pacientes apresentam queda da autoestima, ficando angustiadas, depressivas, e deixam de fazer atividades que possam revelar o seu problema. A continência urinária é o controle voluntário que exercemos ade de vida (QV) do idoso e da mulher na terceira década de vida. A prevalência de IU aumenta com a idade e é maior entre as mulheres do que entre os homens, com uma proporção de aproximadamente 2:14,5.

Sociedade Internacional de Incontinência define a incontinência como a condição na qual a perda involuntária de urina é um problema social e higiênico grave para convivência social, ocasionado depressão nas mulheres, (BORGES 2005; Pascoal, 2002).

Os fatores de risco são aqueles que podem aumentar a possibilidade do surgimento da incontinência urinária: obesidade mórbida, diabetes, imobilidade, alterações da cognição, medicação (diuréticos), obstipação, deficiência estrogênica, acidente vascular cerebral, doença de Parkinson e atividades físicas de alto impacto, (por alterações hormonais e da musculatura do assoalho pélvico; paridade (maior número de partos); parto normal (vaginal); sedentarismo, tabagismo, (BORGES, 2005).

A incontinência (UI), ocorre quando o estoque e o esvaziamento da urina na bexiga não funcionam de maneira coordenada. Esta falta de coordenação entre os processos de estoque e esvaziamento é devido a um mau funcionamento dos nervos e músculos da bexiga ou uretra. Em mulheres, a incontinência pode também ser causada por uma perda de suporte da bexiga e uretra, (SILVA, et.al,2002).

Segundo Borges, (2004), as principais disfunções e sensações urinárias são:

- <u>Incontinência Urinária de Esforço</u>: perda involuntária de urina ao esforço ou ao esforço físico (ex: atividades esportivas), ao espirrar ou tossir.
- <u>Incontinência Urinária de Urgência</u>: perda involuntária de urina associada à urgência (desejo súbito, repentino e urgente de urinar, que é difícil de adiar).
- <u>Enurese Noturna</u>: perda involuntária de urina que ocorre durante o sono.

• <u>Incontinência Urinária Mista</u>: perda involuntária de urina associada com urgência e também ao esforço ou esforço físico, ao tossir ou espirrar.

• <u>Incontinência Coital</u>: perda involuntária de urina durante o ato sexual, que pode acontecer com a penetração do pênis ou ao orgasmo.

• <u>Frequência Urinária aumentada</u>: micção que ocorre mais vezes durante as horas em que se permanece acordada do que as consideradas normais pela mulher. É considerado o limite normal sete episódios urinários durante o dia.

• <u>Noctúria</u>: interrupção do sono uma ou mais vezes devido à vontade de urinar.

• <u>Síndrome da Bexiga Hiperativa</u>: urgência de urinar associada à frequência aumentada (ir mais de sete vezes ao banheiro por dia para urinar) e interrupção do sono uma ou mais vezes).

A incontinência anal é a perda involuntária de fezes ou flatos (gases). O controle voluntário normal que exercemos sobre a função intestinal é chamado de continência. Estão mais relacionados com a ocorrência de incontinência anal os pacientes idosos e as mulheres. As incontinências anal e urinária podem acontecer simultaneamente, (PASCOAL,2002). As Principais disfunções são:

• <u>Incontinência Fecal</u>: Perda involuntária de fezes: sólida, líquida;

• <u>Incontinência fecal passiva</u>: como se sujar sem sentir ou sem ter aviso prévio;

• <u>Incontinência fecal coital</u>: que ocorre durante a relação sexual;

- <u>Incontinência de Flatos:</u> perda involuntária de flatos (gases);
- <u>Urgência Fecal (retal):</u> vontade súbita de defecar que "é difícil adiar";
- <u>Incontinência Fecal ou Flatal de Urgência:</u> perda involuntária de fezes ou flatos associada a urgência.
- <u>Diminuição da sensibilidade retal:</u> queixa de diminuição ou ausência de sensibilidade no reto.

Para Silva et.al (2002), podemos avaliar funcionalmente o assoalho pélvico, através de uma tabela citada em seu artigo (esquema Perfect para avaliação funcional do assoalho pélvico). Essa função foi avaliada pelo exame digital, no qual é solicitado à paciente que faça uma contração isométrica (manter) dos músculos perineais ao redor do dedo do examinador, a posição em decúbito dorsal pé apoiados e pernas fletidas (paciente), avaliando-se a resposta muscular.

A técnica de Pilates tem como um dos princípios fundamentais a "casa de força" que é o centro de todo movimento, portanto esta tabela é de grande utilidade para avaliarmos a melhora de nossos pacientes, em que grau de força muscular se encontra a região do assoalho pélvico, para melhor tratarmos, (FREITAS, 2012; SILVA et.al, 2002).

Quando falamos de assoalho pélvico, devemos lembrar dos três músculos abdominais, (reto, oblíquos, transverso), trabalhando com os músculos da coluna para formar o centro de força. O assoalho pélvico, composto por (músculo pélvico, piramidal, piriforme, obturatório interno, coccígeo, músculo transverso superficial e profundo do períneo, músculo levantador do ânus, músculo esfíncter   externo anal, músculo esfíncter da uretra, músculo puborretal, pubococcígeo iliococcígeo, músculo ísquio cavernoso e músculo bulboesponjoso), estão inclusos a "casa de força", esse arranjo de músculos e ligamentos estão conectados ao sistema nervoso central com os músculos profundos abdominais, (PASCOAL, 2002; SILVA et.al, 2002) .

A reabilitação com a Técnica de Pilates enfatiza exercícios para fortalecer o centro de força, (Power house-abdômen e assoalho pélvico), numa frequência de duas vezes por semana, durante três meses. Os exercícios podem ser realizados no chão e nos aparelhos (Trapézio, Reformer, Chair), seguindo seus princípios (respiração, concentração, fluidez, controle, precisão) com relaxamento ao final das sessões. O Pilates mais utilizado atualmente o mat com acessórios, por sua praticidade menor custo e espaço, (bolas de diversos tamanhos, círculo mágico, thera band e caixas), (FREITAS, 2012; SILVA et.al, 2002).

Alguns dos exercícios aplicados na prática para mulheres , foram: adução de membros inferiores, (MMII) com bola e círculo mágico, adução e abdução de MMII com resistência das mãos, abdução e adução de MMII com pés no chão e com pés no ar (borboleta e borboleta aérea), cair lados, abdominal reto e oblíquo, rolamento pélvico, (com pés sobre a caixa, com bolinha entre os joelhos), flexão e extensão dos joelhos e quadril na bola, Reformer, Chair e Trapézio (série de pliés), (SILVA et.al, 2002).

O fortalecimento da região central do períneo, pode promover bons resultados para pacientes com disfunções nesses músculos, sendo o Pilates a atividade física que mais proporciona o acionamento profundo desses músculos, melhorando assim as doenças ocasionadas nesta região.

A técnica de Pilates quando bem orientada possui a vantagem de permitir a melhora da incontinência urinária (IU), sem os efeitos colaterais da farmacoterapia, que faz com que a maioria dos pacientes desistam do tratamento.

Acredita-se que a incontinência urinária) (IU) não tem cura e que as mulheres devem conviver com este desconforto social.

O Pilates pode ser utilizado como uma modalidade terapêutica a mais no tratamento da IU em mulheres adultas, visando a recuperação e o bem-estar da mesma, corroboram, (PASCOAL, 2002; SILVA2).☐

Pilates na Gestação e Recuperação Pós-Parto

"Contrologia desenvolve um corpo uniforme, corrige posturas erradas, restaura a vitalidade física, vigora a mente, e eleva o espírito."

O Pilates é perfeitamente adequado para preparar as mulheres para a gravidez e uma rápida recuperação pós-parto. Um regime de não-impacto, que coloca uma ênfase especial em restaurar as curvas naturais da coluna do alinhamento postural e na melhoria da estabilidade e mobilidade para áreas enfraquecidas durante a gravidez.

No período gestacional elas podem realizar a maioria dos exercícios, evitando‑se posições decúbito ventral com apoio direto solo, bola ou maca (2 semestres), pois a posição comprime o útero contra as costas e diminui a quantidade de sangue que chega ao bebê. A mãe também não deve prender a respiração por muito tempo, durante o exercício, porque o bebê também fica sem oxigênio; evita-se também exercícios avançados de desequilíbrio, por causa do risco maior de quedas, ou exercícios com muita sobrecarga, impacto e aéreo. As gestantes não devem praticar nenhuma atividade que eleve a frequência cardíaca a mais de 120 batimentos por minuto, pois isso diminui a circulação sanguínea, corroboram os autores, (GOODMAN, 2009; MORGADO, 2010; SUKOVATY, 2010).

Morgado (2010) defende o Pilates, como um método de exercícios e fundamentos que se adapta- se bem às necessidades da gestante, sendo uma prática segura de exercícios, benéficos para a saúde da mulher e do bebê. O trabalho respiratório e o fortalecimento da musculatura abdominal e pélvica auxiliam no parto e na sua recuperação.

A interação entre o corpo e a mente favorece a consciência corporal, auxiliando a gestante a adaptar-se às mudanças que ocorrem em seu corpo, como exemplo a mudança no centro de gravidade. Também pode ajudar no controle do peso e na circulação sanguínea, sendo adaptado de acordo com a fase em que a gestação se encontra. É necessário o acompanhamento do ginecologista obstetra e sua prévia autorização para uma prática segura. Deve ser iniciado a partir do quarto mês (2 semestres) e seguir até o final da gestação, desde que não haja desconforto para a paciente e complicações gestacionais.

Segundo Sukovaty (2010), os exercícios de Pilates podem ser modificados para ser um treino suave e eficaz pré e pós-natal; alongando, fortalecendo a musculatura como um todo é aumentando a flexibilidade.

O Pilates ajuda muito na recuperação pós gravidez, através do reforço da parede abdominal inferior e assoalho pélvico, e na redução do peso corporal, sendo ele excesso de água retida pós-parto.

O programa de exercícios de Pilates pode ser começado após a quarentena, (tempo de descanso e recuperação do parto para mulher), quando casos de cesárea após 3 meses (por causa cicatrização), com aprovação do obstetra. O primeiro exercício pode ser de respiração profunda, que aumenta a consciência neuromuscular para os músculos abdominais e da pele. Pode-se aplicar este exercício com frequência nas sessões, sentado em uma cadeira ou deitado.

Onde a gestante possa relaxar o pescoço e os ombros, concomitante inalando lentamente e expandindo sua caixa torácica (puxando seu umbigo em direção a sua volta), enquanto seu cóccix faz uma inclinação em direção ao teto. Mantenha as costas alinhada na posição neutra (confortável) no chão, em seguida, liberar lentamente a expiração. Executando exercícios de respiração diária vai ajudar a reduzir a parte de trás da parede abdominal ao seu comprimento, (GOODMAN, 2009 e SUKOVATY, 2010).

Para Sukovaty, (2010), deve-se considerar para um programa de exercícios no Pilates pré e pós-parto, os seguintes objetivos:

-Melhorar alinhamento postural: durante o período de gestação, as alterações de postura e os músculos ao redor das articulações podem tornar-se desequilibrados. Este desequilíbrio pode colocar estresse mecânico sobre a região lombar, pélvis, quadril e pés. Os ombros e parte superior das costas podem apresentar protação e hipercifose, necessitando de muito alongamento para criar uma curva crescente. Devido a isso, os músculos da coluna cervical (área do pescoço) tornam-se encurtado como a cabeça projetada à frente, podendo haver um encurtamento dos músculos peitorais, "sem abertura do esterno ", a lordose lombar (uma curva de aumento na região lombar) também podem aumentar, causando tensão e dor, exercícios de fortalecimento e alongamento axial para essa região, contribuem para diminuir a dor nas costas.

-Reforço da região lombo pélvica: conforme o bebê cresce, o centro de gravidade muda, afetando a coordenação e o equilíbrio. Os exercícios de Pilates pode melhorar estas habilidades. Fisiologicamente temos o hormônio relaxina, que afeta as articulações e fibras conjuntivo-tecido colágeno em sua pélvis, assim como o resto do seu corpo. Relaxina, enquanto essencial para permitir que o bebê para ser empurrado para fora durante o parto, pode produzir o efeito colateral negativo do aumento da instabilidade na pelve. Fortalecer os músculos da região lombar e da pelve irá ajudar a estabilizar nesta área.

-Fortalecimento da cintura escapular: levantar e carregar o recém-nascido vai exigir parte superior do corpo força e estabilidade da mulher, por este motivo o Pilates deve fortalecer os músculos ao redor da cintura escapular, (arco ósseo formado pelas clavículas e escápulas). Esses músculos incluem os rombóides e trapézio médio e inferior, os músculos do manguito rotador, deltóide médio e posterior, bíceps, tríceps, serrátil anterior e grande dorsal.

- <u>Fortalecer transverso abdominal e fortalecimento do assoalho pélvico:</u> no quinto mês de gravidez, a maioria das mulheres começará a notar que seu reto abdominal não é mais unido no centro e passou lateralmente. This is called a. Isso é chamado de diástase retos. The diastasis recti is a normal occurrence and is actually a protective response.

Os retos diastsis é uma ocorrência normal e é realmente uma resposta protetora. It's able to occur due to the hormonal softening that occurs in the body's soft tissue structures. É capaz de ocorrer devido ao abrandamento hormonal que ocorre nas estruturas do corpo dos tecidos moles. The rectus abdominus is a narrow muscle with less surface area to stretch, so the separation and lateral movement helps prevent excessive stretching.

O reto abdominal é um músculo estreito, com menos área de superfície para esticar, de modo a separação e movimento lateral ajuda a evitar estiramento excessivo. After the birth, with time, the abdominal muscles will shorten due to the demands of normal activities of daily living, but without specific exercises and focus, they often do not shorten to their pre-pregnancy state.

O recti da diástase, do mesmo modo, pode, naturalmente, fechar sem muita atenção, mas na maioria das mulheres, foco específico sobre a reabilitação abdominal é necessária para fechar a diástase, (SUKOVATY, 2010).

Goodman (2009), sugere para um programa de exercícios com Pilates, exercícios de respiração (para reeducar diafragma), com as contrações da TVA e Kegel (exercícios de contração e relaxamento dos músculos da vagina e períneo-área entre a vagina e ânus, "segurar e soltar urina"). Women can work on short duration holds (5-10 seconds) and gradually increase to longer durations holds (30 seconds). As mulheres podem trabalhar em curta duração detém (5-10 segundos) e aumentar gradualmente a durações mais longas detém (30 segundos). Deve-se também fortalecer e alongar piriforme, glúteos e flexores do quadril alongamento, já que muitas mulheres grávidas continuam a ter dor pélvica e do quadril após o nascimento.

Enquanto uma mulher ainda tem uma diástase, é necessário abster-se de exercícios que exigem um recrutamento forte do reto abdominal, incluindo exercícios na posição supina, que envolvem levantar a cabeça e os ombros do chão ou levantar as pernas duplas do chão, (These more aggressive exercises should not be initiated until she is able to do these movements without her rectus opening, and this can be palpated by a skilled instructor..Once the diastasis is closed and she has regained full proprioception of her abdomen, she can begin doing more advanced abdominal work.) Uma vez que a diástase é fechada, e a paciente recuperou a propriocepção completa de seu abdômen, ela pode começar a fazer um trabalho mais avançado abdominal. A mulher que It is preferred that the woman has gained enough of an awareness to be able to feel that she is "drawing in" and uniting the rectus as she does more advanced movements. ganhou o suficiente de consciência nessa região é capaz de sentir que está "desenhando em" e unindo o reto, sem colocar as mãos sobre o abdômen, de olhos fechados, (GOODMAN, 2009).

Goodman (2009) ainda cita, ser de fundamental importância utilizar a posição Ribcage no Pilates, que é Another important focus postpartum is restoration of the a restauração da posição da caixa torácica. During pregnancy, the ribs flare considerably. Durante a gravidez, há um "flare" das costelas consideravelmente, e da The ribcage actually changes in diameter by 2 cm. caixa torácica de 2 cm de diâmetro (afastamento). Postpartum, it is necessary to restore the rib cage position as it affects the length of all the muscles attaching into the thoracic cage, including the abdominals, the pectorals, the erector spinae and the diaphragm.

No Pilates pós-parto é necessário restaurar a posição da caixa torácica em que afeta o comprimento de todos os músculos inerentes na caixa torácica, incluindo os músculos abdominais, os peitorais, o paraespinhais e o diafragma. Following the physics principle of the, as long as the ribs are flared, the body will not be able to reach its maximum strength potential.

Seguindo o princípio física da relação comprimento - tensão, "desde que as nervuras são queimadas, o corpo não será capaz de atingir o seu potencial de força máxima". Furthermore, flared ribs put more stress on the diastasis recti and make it more difficult for the obliques to engage and the abdominal muscles to unite centrally. Além disso, costelas alargadas podem colocar mais pressão sobre o recti da diástase e torná-la mais difícil para os oblíquos envolver e os músculos abdominais e assim uni-los de forma centralizada.

Efeitos do Pilates na Menopausa e Climatério

"Hábitos incorretos são responsáveis pela maioria de nossas doenças, senão por todas elas."

O desaparecimento da menstruação, causado pela perda progressiva da função ovária, é designado por menopausa. Refere-se à paragem definitiva da menstruação e ao limite da fertilidade, assinalando o início de uma nova fase, com implicações biopsicossociais que, em conjunto, pode ser chamada "síndrome climatérica".

Assim, no caso específico do climatério, a diminuição radical de estrogênio (ou cientificamente chama-se hipoestrogenismo), é a génese da doença, reconhecida como uma doença deficitária. O termo climatério, originado do grego "Klimater", significa degrau e é utilizado para designar qualquer etapa vital encarada crítica. A menopausa consiste no período de transição entre as fases reprodutiva e não reprodutiva, (DE LORENZI, 2009; MACHADO,1993; FURLANI, 2009).

O climatério tem o seu começo por volta dos 40 anos, sendo dissociado em três fases: Peri menopausa, menopausa e pós-menopausa. Neste processo de transição e como consequência do hipoestrogenismo, surgem vários sintomas físicos, nomeadamente: afrontamentos, suores noturnos, fragilidade óssea, perda de elasticidade e lubrificação vaginal, problemas ao nível do aparelho geniturinário, perda da sensibilidade da pele, calores, enxaquecas, problemas cardiovasculares, arteriosclerose (acidente vascular), distúrbios do sono, tais como: ansiedade, estresse, depressão e irritabilidade, (FURLANI, 2009).

No climatério, os ovários passam a não responder à estimulação da Hipófise acarretando alterações hormonais e ocorrendo a elevação de gonadotrofinas pituitárias, dos hormônios luteinizantes e dos hormônios estimulantes foliculares. Há um decréscimo na produção de estrogênio pelo ovário e perda da regeneração e inibição do nível hipotálamo-pituitário. Como resultado do hipoestrogenismo surgem alterações metabólicas, sinais clínicos e sintomas do climatério. Estas alterações vão verificar-se a vários níveis: morfológico, hormonal, metabólicas, (DE LORENZI, 2009).

Analisando esses aspectos do climatério, podemos notar que nesta fase de transição, (transformação), tão importante para as mulheres, elas precisam de uma atenção especial, otimizando à promoção da saúde e prevenção das doenças nas mulheres pré-menopáusicas, pós menopáusicas e pós-menopáusicas. Devemos dar uma atenção especial ao aumento de peso, em relação a imagem corporal, por causa da depressão. Deve-se investigar (anamnese) em cada mulher a real preocupação de cada uma delas em relação à dimensão: fisiológica, funcional, metabólica, psíquica e cognitivo, em relação os objetivos requeridos nas aulas de Pilates, (MACHADO, 1993; DE LORENZI, 2009).

O trabalho no solo (Mat), muito utilizado em mulheres nesta fase é com a própria resistência do corpo, porque integra os princípios do método "original, o que não diminui a eficiência sem o uso de aparelhos. Por causa das grandes alterações fisiológicas que ocorrem na fase do climatério, é muito interessante associar a prática do Mat Pilates nessa faixa etária, juntamente com as terapias convencionais de reposição hormonal, cinesiologia e terapia psicológica.

Está mais que comprovado que o exercício físico regular é realizado de forma adequada pode trazer inúmeros benefícios e somar efeitos positivos sobre um estilo de vida saudável, além do mais sendo este a filosofia do Pilates, que vem ao encontro desse paradigma, visando um melhor padrão de vida e a manutenção da saúde, (CRAIG, 2005).

Segundo Craig (2005), a capacidade de trabalhar com vigor e prazer, sem se sentir cansado indevidamente, e adquirir um estilo de vida que produza saúde e felicidade é um dos objetivos do Método Pilates. Com a execução deste método a pessoa estará se exercitando, melhorando seu condicionamento físico, sua postura, adotando um estilo de mais vida saudável, com bem-estar físico e mental.

Pesquisas relacionada aos benefícios do Pilates, verificaram que todas as mulheres na fase do climatério que praticam Pilates obtém mais disposição e menos dores; diminuição das doses dos remédios, menos sensações de calor intenso, melhora na flexibilidade, diminuição de cãibras e melhora na percepção delas sobre o próprio corpo (percepção corporal). Outros benefícios foram melhoras nos aspectos comportamentais e sociais, melhorando assim a autoestima, (CRAIG, 2005; SCHICK, 2011; VICENTE, 2012).

Existem evidências suficientes para atribuir à prática da atividade física (Pilates), os seguintes efeitos em mulheres no climatério, (SCHICK, 2011): melhorar a aptidão motora física; garantir segurança nas Atividades de Vida Diária (AVD); Implementar a autonomia e independência; promover a saúde através da redução do risco de desenvolvimento das doenças; retardar a progressão e complicações das doenças crônicas; promover benefícios nos componentes psicológicos, afetivos e criar em consenso com os praticantes, o cenário adequado para a integração social.

É importante e necessário incentivar a atividade física no climatério através do método Pilates, pois exercícios regulares reduzem os riscos de doenças cardiovasculares e osteoporose, além de causarem mudanças benéficas tanto do ponto de vista estético, quanto no humor, diminuindo depressões, já que mulheres nesta fase ficam mais propensas a esses problemas secundários, corroboram os autores, (CRAIG, 2005; NAHAS, 2010; SCHICK, 2011; SERRÃO, 2008; Vicente, 2012).

O Método Pilates ajuda também na concentração, trazendo a melhora da atenção, já que um dos princípios do método é a concentração, ou seja, os exercícios devem ser realizados com total concentração, atenção, para perceber o movimento, sentir o que está alongando e o que está sendo fortalecido. Na menopausa, uma das queixas é o déficit de atenção com o Método Pilates é possível obter melhoras a nível neuromotor/ cognitivo, (SCHICK, 2011; NETO, 2009; SERRÃO, 2008; VICENTE, 2012).

Pilates com Prevenção e Tratamento do Prolapso Genital.

O homem deveria estar ciente e refletir sobre um ensinamento grego: Nem muito pouco, nem em excesso."

Popularmente conhecido como "bexiga caída" ou "bola na vagina", o prolapso genital é o deslocamento das vísceras pélvicas, (como uretra, bexiga, útero, intestino delgado e reto) para baixo, em direção ao canal vaginal. O prolapso acontece devido às alterações das estruturas que suportam os órgãos pélvicos. Os órgãos pélvicos incluem a vagina, o útero, a bexiga e o reto. Esses órgãos são suportados em sua posição normal por músculos, ligamentos e fibras de tecido conectivo ou fáscia. Quando um ou mais desses órgãos ficam danificados ou alterados, por razões diversas, um ou mais órgãos pélvicos podem ficar frouxos e causar um abaulamento vaginal, (FURLANI, 2009).

É relativamente comum (cerca de 50% das mulheres acima dos 50 anos relataram algum sintoma de prolapso) e acomete principalmente as multíparas (que tiveram vários partos, sejam eles cesáreas ou normais), podendo ao prolapso a disfunção sexual, incontinência urinária distúrbios da micção e defecção. A classificação para avaliar o prolapso genital contém uma série de componentes a serem medidos e agrupados em conjunto, (FURLANI, 2009).

As subdivisões do prolapso genital segundo, Resende et.al, (2010), são: quando a BEXIGA está prolapsada, chamamos de CISTOCELE; quando o ÚTERO está prolapsado, chamamos de PROLAPSO UTERINO; quando o INTESTINO está prolapsado, chamamos de ENTEROCELE; quando o RETO está prolapsado, chamamos de RETOCELE. Essas subdivisões são diagnosticadas através de exames ginecológicos específicos, mas há sintomas que a maioria das mulheres sentem, apenas quando o problema estar muito acentuado e grave. Nessa ocasião, a mulher percebe uma protuberância (como uma bola) saindo pela vagina, sensação de peso na vagina, desconforto vaginal, dor durante a relação sexual e constipação intestinal.

Os fatores de risco de risco são aqueles que podem aumentar a possibilidade de desenvolvimento dos prolapsos genitais, como: idade, (por alterações hormonais e da musculatura do assoalho pélvico); multiparidade (vários partos); parto normal (vaginal); constipação; obesidade; exercícios, (devido ao estresse feito nos músculos do assoalho pélvico); cirurgia pélvica prévia (FURLANI, 2009; RESENDE et.al, 2010).

O tratamento conservador tem ganhado espaço, especialmente em estágios menos avançados do prolapso genital. Consiste em mudanças nos hábitos de vida diária, como redução de peso, diminuição das atividades que aumentam a pressão abdominal, tratamento da constipação intestinal, e intervenções físicas, como o fortalecimento da musculatura do assoalho pélvico, sendo o Pilates o mais indicado para esses casos, (RESENDE et.al, 2010).

Acredita-se que a integridade do assoalho pélvico diminui as chances de desenvolvimento do prolapso genital que, uma vez instalado, pode levar a sintomas como sensação de peso na vagina, dor abdominal, inguinal e lombar. O principal tratamento nos dias atuais é a cirurgia, Contudo, o real papel do tratamento conservador com o método Pilates, especialmente a reabilitação do assoalho pélvico, ainda não está bem elucidado nas literaturas, mas sabe-se que a contração dos músculos do assoalho pélvico se bem orientadas a realizadas quatro séries diárias de exercícios com contrações rápidas e respiração correta, nos momentos de aumento de pressão intra-abdominal como (tosse,

Espirro, agachamento), podem fortalecer os músculos internos que seguram os órgãos dessa região e melhoram a atual condição do prolapso genital; trazendo grandes benefícios a essas pacientes, como diminuição da sensação de peso vaginal e abdominal, maior segurança ao urinar, diminuição das dores lombares e adiamento provisório da cirurgia.

Benefícios do Pilates na tensão pré-menstrual (TPM)

"Um velho sem flexibilidade é um velho, um velho com flexibilidade é um jovem."

A dismenorreia corresponde a um conjunto de manifestações de caráter doloroso que aparecem no dia anterior ou no primeiro dia de fluxo menstrual. Dismenorreia primária é um distúrbio ginecológico também conhecido como mialgia, caracterizada por dores no baixo ventre que podem irradiar para as coxas e parte inferior e superior da coluna vertebral, geralmente associada a náuseas, cefaleia, cansaço e diarreia. As dores aparecem normalmente no dia anterior ou no primeiro dia de fluxo menstrual desaparecendo no fim da menstruação, (FURLANI, 2009).

Vários são os tratamentos propostos para a dismenorreia, dentro destes, o uso de anti-inflamatórios não hormonais, anticoncepcionais orais, vitaminas, acupuntura, floral de Bach e homeopatia.

Uma forma de tratamento muito eficaz é a prática de atividades físicas, sendo o Pilates o mais indicado, por proporcionar melhoras no funcionamento dos órgãos pélvicos e extra pélvicos, regularizando o metabolismo, o equilíbrio hidroeletrolítico, as condições hemodinâmicas e o fluxo sanguíneo, que promovem o fenômeno chamado de analgesia pelo exercício físico, por meio de mecanismos endógenos e de liberação de opioides endógenos que aumentam ou diminuem o limiar de dor, (ARAUJO et.al, 2012).

Araújo et.al, (2012), sugere que uma aula de Pilates inicial, deve-se basear em esclarecer a paciente sobre as técnicas, posturas e respiração a serem utilizadas. As aulas devem ter no total 16 exercícios no solo e com uso da bola suíça, que envolvem a região pélvica, porque os movimentos pélvicos aumentam a irrigação sanguínea nesta região, massageando os órgãos internos, diminuindo assim a dor em mulheres com dismenorreia primária. A frequência deve ser de duas vezes por semana, com 15 repetições para cada exercício, no mínimo de 10 sessões de 60 minutos.

Pode-se utilizar um protocolo, onde a maioria dos exercícios devem ser feitos em decúbito dorsal, já que essa posição proporciona diminuição dos impactos nas articulações de sustentação do corpo, principalmente, na coluna vertebral, permitindo recuperação das estruturas musculares, articulares e ligamentares, particularmente nas regiões lombar e sacral. Para medir a intensidade dos exercícios usou-se a escala analógica de dor EVA, (ARAÚJO et.al, 2012).

Atualmente comprova-se que o Pilates praticado regularmente diminui os sintomas típicos da TPM (Tensão Pré Menstrual), como: retenção de líquidos, dores e enxaquecas; favorece a circulação sanguínea e linfática, auxiliando o retorno venoso, diminuindo as dores nas pernas causadas por varizes. A utilização do método Pilates, como prática de atividade física, proporciona melhora dos sintomas associados à dismenorreia primária, reduzindo a dor das pacientes, mostrando-se alternativa não medicamentosa eficaz, podendo ser praticado   na fase pré-menstrual e durante os dias mais intensos de fluxo sanguíneo.

Dor Pélvica Crônica e o Método Pilates

"Se aos 30 anos você está sem flexibilidade e fora de forma, você é um velho. Se aos 60 anos você é flexível e forte, você é um jovem."

A dor pélvica se apresenta por quadro doloroso em região abdominal inferior ou pelve, com duração superior a 6 meses, esta dor pode expressar-se como dismenorreia (dor durante o ciclo menstrual), dispareunia ou a algum outro fator desencadeante. Alterações psicológicas (como depressão) e osteomusculares podem estar presentes nessas mulheres, (BIANCO, 2004).

<u>Causas da dor pélvica crônica:</u>

As causas podem ser ginecológicas: ex: endometriose, adenomiose, aderências pélvicas ou não-ginecológicas (ex: intestinais, como síndrome do cólon irritável e constipação musculoesqueléticas, bexiga hiperativa miofascial, como síndrome do piriforme, e dor do assoalho pélvico), (BIANCO, 2004; RESENDE, 2010).

O fortalecimento que constituem o centro, treinamento de estabilização funcional, promove um regime preventivo e terapêutico, desenvolvendo o controle muscular para manter uma estabilidade funcional e diminuir a incidências de lesões e desconforto no complexo lombo–pélvico.

O controle lombo pélvico é definido como habilidade de controle dos músculos da coluna lombar e pelve em relação a uma posição arbitrária definida posição neutra, muito trabalhado no Método Pilates, (BIANCO,2004; REINEHR et.al, 2008 e RESENDE, 2010).

Os exercícios propostos a este público alvo são: exercícios que recrutam abdominais transversos e oblíquos, glúteos e posteriores da coxa, com controle de pelve neutra, sem realizar ante e retroversão durante as contrações, (pelve neutra); exercícios de alongamento e flexibilidade para cinturão abdominal dinâmico, (FREITAS, 2012; REINEHR et.al, 2008). Segue alguns exemplos de exercícios, mostrados por, (REINEHR et.al, 2008):

- Exercício com os pés apoiados no solo e mãos postas região da coluna cervical: realizando contração músculos abdominais, glúteos, posteriores de coxa e quadríceps;
- Inclinações laterais: com simultânea elevação de um dos membros:
- Ponte no solo e com bola;
- Rotação e extensão: trocas com manutenção de contração abdominal, com thera band fixado;

• Ponte em decúbito dorsal: pés apoiados bola, mantendo quadril em zero graus de extensão e elevando um dos membros inferiores.

Tem se observado grandes benefícios na diminuição de dores pélvicas crônicas em mulheres que praticam Pilates, sendo 20 sessões efetivas para o objetivo proposto, (analgesia), nota-se também um grande aumento de força muscular desta região e aumento de estabilização lombo pélvica, (REINEHR, et.al, (2008).

Benefícios do Pilates no Tratamento Pós Mastectomia Oncológica de mama

"Eu devo estar certo. Nunca tomei uma aspirina, nunca perdi um dia em minha vida. O País inteiro, o mundo inteiro deveria fazer meus exercícios. Eles seriam mais felizes."

Para PJO' Clair / Ministério da Saúde e IDEA Inc, (2008), o câncer de mama é uma doença causada pela multiplicação anormal das células da mama, formando um tumor maligno. A neoplasia maligna da mama, ou câncer de mama é o segundo tipo mais frequente no mundo, sendo o mais comum entre as mulheres e responde por 22% dos casos novos a cada ano. A proporção é de 100 mulheres para 1 homens. É relativamente raro antes dos 35 anos e acima desta faixa etária sua incidência cresce rápida e progressivamente.

As células cancerosas têm capacidade de invadir o tecido normal e de se espalhar para locais distantes por via linfática e venosa. É importante diagnosticar precocemente o câncer para tentar evitar a disseminação das células malignas pelo corpo. Quando há a detecção e o tratamento precoce têm-se mais opções de tratamento e boas chances de recuperação completa, por isso a importância do autoexame das mamas e consultas periódicas ao seu médico, (JORDAN, 2007).

Havendo a necessidade de tratamento cirúrgico os procedimentos podem ser mais conservadores (como a tumorectomia, setorectomia e quadrantectomia) ou mais radicais (mastectomia), podendo também a hormonioterapia, radioterapia e quimioterapia serem armas importantes no combate ao câncer, (JORDAN, 2007).

No pós-operatório os pacientes podem ter dificuldade para movimentar as articulações do ombro do lado operado, como tocar a cabeça e colocar a mão atrás da nuca, diminuição da sensibilidade local e aparecimento de linfedema (inchaço) no braço e na região do tórax. O linfedema é o acúmulo de linfa (líquido), devido a retirada de nódulos linfáticos da axila. É de extrema importância a fisioterapia para recuperação da amplitude de movimentos do ombro e diminuição das complicações, além de prevenção e tratamento do linfedema, (FURLANI, 2009.).

Se tratando do Pilates e o câncer de mama, constatamos que é um regime de exercício suave restaurador perfeitamente adequado para as mulheres que precisam se recuperar e trabalhar para reconstruir seus corpos.

Muitas pessoas consideradas Joseph Pilates um mestre de reabilitação durante sua vida. Sua abordagem enfatiza precisão e controle. Combinar essas qualidades com ciência do exercício atual e você tem uma receita para o sucesso, (NETO, 2009).

Segundo Neto, (2009), embora a pesquisa médica específica para o câncer de mama e Pilates é inexistente até à data, um corpo crescente de pesquisas sugere que o exercício pode reduzir muito o risco de recorrência do câncer de mama, bem como melhorar a funcionalidade e qualidade de vida. A dados que comprovam que os objetivos essenciais do Pilates são para construir um núcleo forte, facilitar a circulação fácil e musculatura reprogramar, parece uma escolha natural de exercício para aqueles recuperando de câncer de mama e seus efeitos colaterais.

A chave para o sucesso de um programa de Pilates é para prosseguir lentamente, sempre verificar com o cliente para ver como ela se sente. Desenvolvimento de um diálogo contínuo vai garantir que a paciente não assuma mais do que ela pode suportar. Uma vez que não é um trabalho muito específico a ser feito em cada caso, é importante para manter o programa. Este não é um momento de assumir riscos e ser criativo, o que pode exacerbar a condição do cliente. Assim como fundamental é à sua maneira de cabeceira, há um forte elemento emocional quando se trabalha com sobreviventes de câncer de mama e de reforço positivo do profissional bem-estar é vital em todas as fases. Pilates fortalece a conexão mente-corpo, que é essencial durante a fase de recuperação, (LAO, 2012 e NETO, 2009).

De acordo com o ministério da saúde e IDEA Inc, (2008). Deve-se organizar o programa de método de Pilates em duas fases: a Phase one e Phase two.

A fase Phase One, começa com uma anamnese clínica bem detalhada, e acompanhamento do médico de seu cliente. A informação que você recolhe determina onde começar. Em segundo lugar, apresentar os princípios básicos do movimento biomecânicos utilizados no Pilates, incluindo respiração, colocação pélvicas; colocação da caixa torácica; escápula mobilidade e estabilização dinâmica, e de cabeça e colocação cervical. Os exercícios nesta fase são fundamentais e podem fazer parte do regime do cliente exercício diário para sempre. Estes movimentos são considerados os seguintes fundamentos:

o   Respiração: sessão de supino;
o   Balanço pélvico: impressão e liberação;
o   Escápula, protação e depressão;
o   Liberação de quadril;
o   Escápula elevação e depressão;
o   Espinhal, rolos de rotação e de quadril;
o   Borboletas;
o   Decúbito lateral e círculos com braço;
o   Cervical movimento de a cena.

Conforme, O Ministério da Saúde e IDEA Inc, (2008), é fundamental nesta fase que você evite a tributação ou exagerar qualquer área do corpo. selecione um ou dois exercícios para a parte superior do corpo e, em seguida, um ou dois para a parte inferior do corpo. Ter o cliente realizar apenas 3-5 repetições de cada vez.

Deixe a lado mais fraco determinar a quantidade de resistência e o número de repetições. Sempre o apoio dos membros afetados com travesseiros ou almofadas, e só trabalhar em uma faixa confortável do movimento. Nunca se deve trabalhe com a paciente com dor. A dor é um indicador de que você deve consultar o cliente de volta à sua equipe médica.

Na Phase two (fase dois), com base nos princípios básicos, essa fase incorpora baixa carga de exercícios para fortalecer os estabilizadores locais, promover a estabilidade articular e melhorar o controle neuromuscular. Usa-se um programa de efeito de camadas, onde adiciona-se um novo exercício, e mantém um registro do que foi adicionado. Isso ajudará a determinar que exercício a paciente poderá suportar, medindo o grau de dificuldade de cada exercício. Não se pode adicionar novos e grandes variedades de exercícios de uma só vez, porque não se sabe qual movimento será problemático. Pode-se usar acessórios do Pilates, para suporte ou resistência extra, como bolas com sobrecargas ponderadas, (não mais do que 1-2 libras); faixas elásticas e círculos mágicos, sendo ideais para fornecer carga leve e apoio aos membros em exercícios com círculos de perna ou rotação da coluna vertebral, corroboram, Furlani, (2009) O Ministério da Saúde e IDEA Inc, (2008), nesta fase pode–se incluir também os seguintes exercícios:

* Flexão cervical e torácica;
* Uma perna com círculos;
* Extensão cervical e torácica;
* Hip nos rolos;
* Preparação de braços igual da natação em quatro pontos de rebaixamento;
* Rotação da coluna; quatro pontos de joelho, supino, decúbito lateral;
* Decúbito lateral com levantamento de pernas, com pequenos círculos;

- Decúbito lateral com circundução do ombro.

Para Kaelin, C., et al, (2007) às contraindicações sugeridas são:

- Progredindo muito rápido;
- Uso de muita carga pesada, sobrecarregando as articulações;
- Não aderir a todas necessidades do cliente e todas recomendações do médico;
- Excesso de trabalho dos membros, especialmente nas áreas afetada;
- Não é permitido o descanso adequado e recuperação entre as sessões. Um forte componente de corpo-mente exercício é capacitar o cliente, aumentando sua consciência cinestésica. Quando isso acontece, o cliente torna-se mais familiarizado com o seu próprio corpo de um dia para o outro e pode reconhecer quando as coisas não são bem assim. Ela destaca cinco preocupações seminais que todos os profissionais devem considerar ao projetar programas de exercícios para os sobreviventes de câncer de mama, (KAELIN, ET, AL., 2007).

1. <u>Linfedema:</u> esta condição diz respeito especificamente ao esvaziamento axilar, radioterapia axilar ou infecção cirúrgica, (inchaço do braço). O inchaço ocorre quando os canais linfáticos são alterados e não são capazes de drenar o fluido linfático da parte de trás do braço em circulação geral do corpo.

2. <u>Manguito Rotador:</u> cirurgias de câncer de mama podem afetar os músculos do manguito rotador, resultando em mecânica do ombro prejudicada ou lesionada, assim como cintura desalinhada, má postura, aumento da rigidez, diminuição da mobilidade e aumento da dor.

3.<u>Sarcopenia:</u> esta condição resulta numa perda simultânea de músculo e de ganho no tecido adiposo. Inatividade durante o tratamento, a quimioterapia, a menopausa precoce e outras alterações hormonais provocadas por tratamentos de câncer de mama pode levar a sarcopenia.

4. <u>Osteoporose precoce</u>: mulheres que se submetem a quimioterapia ou a tomam medicamentos para o cancro da mama, podem ter menopausa precoce, isto pode aumentar a perda óssea e levar à osteoporose.

5.<u>Fisiológicas desequilíbrios musculares</u>: após uma mastectomia uma mulher pode optar por ter o cirurgião reconstruir o peito (s) usando um implante artificial ou seu próprio tecido, referido como um retalho de tecido autólogo. Cirurgia de retalho leva tecido do abdômen, nas costas ou nas nádegas e usá-lo para reconstruir a mama. O procedimento cria significativos desequilíbrios musculares, e os padrões de compensação ocorrer. Perda da função em motores principais, como o reto abdominal e grande dorsal, coloca uma demanda maior nos músculos sinérgicos, como os oblíquos, rombóides, trapézio médio e inferior. Conforme, a American Câncer Society. (2007), os benefícios do Pilates para sobreviventes do cancro da mama (câncer, linfoedemas), são:

● melhora a drenagem linfática com técnicas de respiração correta;

● melhora a mecânica cintura escapular, especificamente do ritmo escapulo-umeral, para ajudar na quebra do tecido da cicatriz e do ombro congelado;

- restaura a escala total do movimento, força, flexibilidade e resistência;
- restaura o alinhamento vertical postural e equilíbrio;
- aumenta a força de músculos locais e globais estabilizadores;
- aumenta a força do núcleo e a resistência;
- melhora a consciência cinestésica geral;
- estabelece padrões adequados de queima musculares;
- reduz o estresse fisiológico e emocional;
- melhora a aparência;
- aumenta a autoconfiança e bem-estar geral.

Benefícios do Pilates no Tratamento da Osteoporose

"Realize seu exercício com o mínimo de esforço e o máximo de prazer." Tudo feito com prazer se torna algo infinito e perfeito aos seus olhos.

De acordo com Ministério da Saúde / IDEA Inc, (2008) e Nahas, (2010), a osteoporose configura-se como uma preocupação relevante à Saúde Pública. A influência exercida pela atividade física promove níveis adequados de saúde física e mental, além de melhoria na qualidade de vida. Mulheres maduras beneficiam-se dos efeitos dos exercícios de fortalecimento sugeridos no Pilates sobre a osteoporose e incontinência urinária, esta última, através do fortalecimento do períneo - grupo muscular que dá sustentação aos órgãos sexuais e pélvicos, melhorando inclusive a vida sexual da mulher. Também auxiliando no controle dos sintomas da menopausa.

Segundo Souza, (2011), o Método Pilates exerce uma influência maior que a hidroginástica quando comparados ao grupo controle na melhoria da qualidade de vida dos pacientes com diagnóstico médico de osteoporose, podendo ser utilizado pela fisioterapia como ferramenta importante no tratamento dessa patologia.

A osteoporose é uma doença que leva ao enfraquecimento dos ossos, tornando-os vulneráveis aos pequenos traumas; é assintomática, lenta e progressiva. Seu caráter silencioso faz com que, não seja diagnosticada até que ocorram fraturas, principalmente nos ossos do punho, quadril e coluna vertebral. Nas últimas duas décadas, foi reconhecida como um problema de saúde pública, afetando pelo menos 30% das mulheres na pós-menopausa. Com o auxílio de um fisioterapeuta, a elaboração de exercícios adequados é essencial para um paciente com esta patologia. Além da hidroterapia, a população idosa tem procurado muito o Pilates para a realização de exercícios para evitar doenças desta idade e, melhorar a sua qualidade de vida, (COMUNELLO, 2011; LEMOS, et.al, 2011).

O Programa de Pilates para mulheres com osteoporose deve conter exercícios para ganho de força muscular, conquistado através de exercícios resistidos por cargas externas, que podem ser a gravidade, o peso do próprio corpo, as molas dos aparelhos ou as bolas suíças do mat, solicitados de acordo com a realidade de cada paciente. O aumento da força auxilia na remodelação óssea, através do estímulo mecânico que a contração muscular imprime aos ossos, promovendo a proteção destes. O fortalecimento, assim como em qualquer modalidade esportiva, é conquistado gradativamente, sugerem, (SOUZA, 2011 e LEMOS ET.al, 2011).

Para Souza, (2011) e Comunello, (2011), o alongamento gradativo dos músculos conquistado com o método promove a diminuição de encurtamentos e tensões musculares localizadas, os quais podem ser responsáveis por alterações posturais significativa e deixar estruturas ósseas mais suscetíveis à força mecânica; auxiliando no reequilíbrio muscular entre os grupos agonistas e antagonistas.

O alongamento axial promovido pelo Pilates é importante na prevenção das microfraturas das vértebras, por este motivo a atividade (Pilates), deve ser adaptada para atender as necessidades individuais da mulher com osteoporose, que são mais propensas a fraturas, (SOUZA, 2011).

A adaptação dos exercícios é feita a partir da avaliação física, com anamnese e avaliação postural, para avaliar o potencial de risco de fratura. Assim é possível determinar a intensidade, frequência e tipos de exercícios a serem realizados. O Pilates pode ser realizado por indivíduos osteoporóticos, como forma de auxílio a prevenção de quedas e melhora da saúde geral. E nos locais mais acometidas pela diminuição de massa óssea, diminuindo a compressão exercida entre uma vértebra e sua adjacente, corroboram, (SOUZA, 2011 e SIQUEIRA, 2010).

Para Lemos, (2011), os resultados da prática do Pilates em pacientes com osteoporose podem ser observados em pouco tempo, durante as primeiras sessões, onde pode-se notar uma melhora da força muscular, aumento do relaxamento e da sensação de bem-estar.

Além dos benefícios proporcionados pela técnica, no caso da osteoporose é possível ter os seguintes benefício: aumento da flexibilidade; melhora na função articular; melhora no alinhamento postural; ganho de equilíbrio para prevenir lesões ou evitar padrões de movimentos incorretos; oxigenação dos músculos e qualidade de sua função; incorporação de consciência corporal, diminuindo os fatores de risco que podem levar a lesões, diminuição da ansiedade e do nervosismo provocados pelo estresse diário. □

A vida Sexual da Mulher com o Método Pilates.

"A arte do Pilates prova que a sua idade não é medida em anos, ou como você acha que você se sente, mas sim pela flexibilidade normal da sua coluna ao longo da sua vida."

A sexualidade merece particular atenção no climatério, sendo ela reconhecida como um dos pilares da qualidade de vida, porém a sua abordagem nem sempre é feita adequadamente por constrangimento das mulheres ou despreparo dos próprios profissionais de saúde em lidar com essa questão. Além disso, a sexualidade teria um caráter multidimensional, sendo influenciada não somente por fatores anátomo-biológicos, hormonais, mas também por fatores psicossociais e culturais, em especial por relacionamentos interpessoais e experiências de vida, (BIANCO, 2004, FURLANI, 2009).

Bianco, (2004), explica que a sexualidade busca necessidade emocional e proximidade entre os indivíduos, além de satisfação do desejo e do prazer físico. O ciclo da resposta sexual normal é dividido em 4 etapas: desejo, excitação, orgasmo e resolução, e quando as respostas sexuais, ou qualquer uma das fases que fazem parte da resposta sexual são prejudicadas, o resultado é uma disfunção sexual.

Muitas podem ser as causas: orgânicas, (anomalias genéticas e congênitas, doenças agudas ou crônicas, e uso de medicações) ou psicológicas (socioculturais e comportamentais). Disfunções sexuais podem afetar de 40% a 51% das mulheres, e condições especiais podem estar relacionadas ao seu desenvolvimento como incontinência urinária, dor pélvica, câncer de mama, menopausa e climatério, (BIANCO, 2004).

Os Fatores de risco, para Bianco, (2004) e Reinehr, (2008), são aqueles que aumentam a possibilidade do surgimento da disfunção sexual: diabetes, doença cardiovascular; problemas geniturinários, (como incontinência urinária); depressão; transtornos psiquiátricos e psicológicos; doenças crônicas; uso de anticoncepcionais e antidepressivos.

A inquietação com a imagem corporal é um fato que acompanha todo o processo de desenvolvimento de cada pessoa, algumas demonstram uma preocupação excessiva com o corpo outras se tornam altruístas e esquecem de si mesmas, por um lado estes valores são necessários para que o indivíduo construa a sua identidade, conforme a circunstância histórica e cultural na qual ele está inserido, porém deve–se tomar muito cuidado com esse assunto, este pode levar a severos casos de depressão e baixa autoestima. Percebe-se que com a prática do Pilates a uma melhora na autoimagem de forma positiva, ajudando na segurança da mulher na relação sexual da mulher, (NETO, 2009 e SELBY, 2009).

A fisioterapia com o Método Pilates pode atuar em algumas disfunções sexuais, (BIANCO, 2004):

• <u>Transtorno do desejo sexual hipoativo</u>: desejo, interesse sexual ausentes ou muito diminuídos, não havendo pensamentos, fantasias sexuais e responsividade do desejo aos estímulos sexuais.

• <u>Transtorno de excitação</u>: sensação de excitação e prazer sexual diminuída ou ausente, prejuízo na excitação vaginal, lubrificação vaginal e sinais de resposta física sem alterações.

• <u>Transtorno orgásmico</u>: falta de orgasmo, diminuição da intensidade das sensações orgásmicas, atraso na obtenção do orgasmo.

• <u>Dispareunia</u>: dor persistente ou recorrente que acontece com a introdução parcial ou completa do pênis e/ou com os movimentos na relação sexual.

• <u>Vaginismo</u>: contração da musculatura pélvica involuntária, dificuldade de permitir a introdução do pênis, de dedos ou de outros objetos na vagina, primordialmente tem causa psicológica, concorda, (FURLANI, 2009).

O Método Pilates é o mais indicado para fortalecer a musculatura do assoalho pélvico. Exercícios feitos através de contração e relaxamento da musculatura do períneo e do pubo-coccígeo, (fortalecimento da região interna da coxa e glúteos), melhora a mobilidade e flexibilidade dos quadris. Como um dos enfoques do método é o trabalho de aumento da flexibilidade, força e melhora da percepção corporal, consegue-se uma boa execução dos movimentos sexuais com a prática regular desses exercícios, geralmente utilizando a bola suíça, para melhores efeitos, (REINEHR, 2008). ☐

Pilates e Dermato Funcional.

"Respeite seu Próprio ritmo." Os princípios da individualidade biológica se aplicam nessa frase, como uma religião a ser seguida.

Você deve estar se perguntando, porque a junção de Pilates e Dermato Funcional (tratamentos estéticos), descobriu–se atualmente que é a combinação perfeita para um corpo bonito e saudável. Para se obter esse corpo, sem celulite, flacidez e gorduras localizadas, com uma boa postura e sem dores, essa é a maneira perfeita para esses resultados corretos, sendo a técnica promissoras para Estúdios e espaços de beleza e saúde, (MELGAREJO & AGNE, 2008; MILANI, 2006).

Na fisioterapia dermato funcional, utiliza-se para diminuição de edemas, dores musculares, retenção de líquidos, celulite e até gorduras localizadas, a técnica de drenagem linfática clássica manual e modeladora, utilizando a junção do Pilates, (exercícios do Power house ou core), da drenagem linfática, e massagens miofasciais (para dores musculares), obtendo resultados satisfatórios nas mulheres tanto na parte estética, pós mastectomia, quanto nas algias da coluna vertebral, (LAO ET.al, 2012). Se o objetivo é perder peso e diminuir gorduras localizadas, utiliza-se o seguinte protocolo, (MILANI, 2006):

1) <u>Orientação de dieta:</u> alimentação saudável, balanceada e integral.

2) <u>Pilates:</u> para ajudar a tonificar e modelar o corpo.

3) <u>Atividade Cardiovascular:</u> queima de gordura, fortalece o seu coração e pulmão, (como a corrida, caminhada no parque ou esteira).

4) <u>Tratamento estético:</u> que vise melhorar também a sua saúde e qualidade de vida (reduzindo gorduras localizadas, que também irá contribuir para a redução do risco de doenças cardiovasculares), são recomendados a drenagem linfática, (eliminação de líquidos e toxinas que dificultam a perda de peso) e o ultra som 3mhz, (para celulite e gordura localizada);

5) <u>Endermologia:</u> (para flacidez, celulite e gordura localizada), consiste em um tratamento com um aparelho com pressão negativa a vácuo, que faz uma sucção na pele, promovendo uma massagem modeladora, diminuindo medidas e drenando líquidos exsudativos a linfa por todo corpo.

Em cirurgias plásticas, o Pilates e utilizado nas disfunções posturais e síndromes dolorosas, que podem levar ao encurtamento adaptativo dos tecidos moles com fraqueza muscular envolvida, por desuso. A causa pode ser maus hábitos posturais prolongados, ou resultado de contrações e adesões formadas durante a cicatrização dos tecidos após trauma ou cirurgia. O Pilates contribui melhorando a força muscular, a postura e os encurtamentos, (ANTUNES & DOMINGUES, 2008 e MILANI, 2006).

Podemos citar ainda o uso de próteses de silicone, onde a sobrecarga imposta radicalmente nas estruturas subjacentes encurtadas pode provocar dor, desequilíbrios de força e flexibilidade que aumentam a incidência de lesões ou síndromes de uso excessivo que poderiam ser evitadas por um sistema musculoesquelético normal. Assim como distúrbios viscerais, as cicatrizes podem refletir em algumas disfunções emocionais e também posturais, (ANTUNES & DOMINGUES, 2008).

Em estudos realizados por Antunes & Domingues, (2008) e Melgarejo & Agne, em mulheres pós cirurgia plástica estética, a avaliação postural realizada no período PO, houve alterações significativas nos ombros (protusos e desnivelados), cabeça anteriorizada, postura um pouco cifótica (pela posição antálgica após a cirurgia, ou pelo estiramento da pele da região abdominal), cifose torácica e escoliose. Com o tratamento fisioterápico através do Pilates Clínico e fisioterapia dermato funcional, não houve necessidade de cirurgia reparadora para as (cicatrizes escuras e quelóides), e RPG, (para alterações posturais encontrada na avaliação), o Pilates corrige as alterações de postura, sendo capaz de prevenir problemas futuros. □

Efeitos benéficos com a prática do método Pilates na saúde da *mulher*

"Através do Pilates, você adquire o controle completo do seu próprio."

Durante a juventude e na idade adulta o Pilates irá equilibrar o corpo, mente e espírito da mulher, mantendo o condicionamento físico, melhorando a circulação sanguínea, fortalecendo e alongando o corpo de maneira equilibrada e desenvolvendo músculos fortes e bem definidos. Na menopausa e pós-menopausa, ajuda a mulher a combater o estresse e a amenizar os sintomas da variação hormonal como: controle da TPM, as enxaquecas e retenção de líquidos. Prevenindo e tratando doenças como a osteoporose, osteopenia, hipertensão, diabetes, osteoporose, arteriosclerose, incontinência urinária, depressão e até o mal de Alzheimer, já que no Pilates a mulher irá precisar organizar sequências lógicas de exercícios e ativar a concentração neural, (ANDREAZZA, 2008; FURLANI, 2009; MORGADO, 2010; SOUZA, 2011).

No período gestacional, o Pilates pode ser praticado de maneira modificada para aliviar as dores e sobrecargas causadas pelo aumento de peso, preparando a mãe para um parto mais tranquilo e ajudando também na rápida recuperação no pós-parto, (Sukovaty, 2010). O Pilates proporciona na gestação o aprendizado da estabilização das articulações, evitando possíveis dores e lesões que podem ocorrer devido a frouxidão ligamentar, provocada pela alteração hormonal na gestação. Consequentemente alivia dores e possíveis inchaços das pernas, melhorando a capacidade respiratória, promovendo relaxamento e bem-estar, inclusive no momento do parto, (SUKOVATY, 2010).

Recomenda-se para a gestante, aulas individuais para que seja possível atender cada mulher em suas demandas específicas, com assistência e segurança. O foco da prática de Pilates neste momento deixa de ser o fortalecimento da região abdominal e passa a ser a manutenção de um tônus suficiente para auxiliar no trabalho de parto e prevenir dores lombares. Dentre os benefícios estão: melhora da postura, importante para diminuir as dores lombares oriundas do aumento de peso e consequente alteração do centro de gravidade. O trabalho de exercícios deve conter o fortalecimento dos membros inferiores que contribuem para uma descarga de peso mais eficiente nas pernas minimizando a sobrecarga da coluna; o fortalecimento dos membros superiores, para cuidados com o bebê após o nascimento, o acionamento eficiente do períneo, para auxiliar no parto normal e evitar a incontinência urinária de esforço que pode ocorrer durante a gravidez, corroboram, (GOODMAN, 2009; SOUZA, 2011).

Pós menopausa, os benefícios da prática do Método Pilates também são muitos, como: na concentração, melhora da atenção, já que um dos princípios do método é a concentração, ou seja, os exercícios devem ser realizados com total concentração, atenção, para perceber o movimento, sentir o que está alongando e o que está sendo fortalecido. Na menopausa, uma das queixas é o déficit de atenção e com o Método Pilates é possível obter melhoras, (ARAÚJO, 2012).

Se tratando ainda da pós menopausa, a maior queixa das mulheres, segundo uma pesquisa feita sobre sexo e afetividade realizada no Brasil sobre sexo e afetividade, pelo Instituto de Psiquiatria do Hospital das Clínicas da Faculdade de Medicina da USP, revelou que a média nacional de insatisfação com a qualidade geral da vida sexual chega a 20,5% entre os homens e 23,6% entre as mulheres, ou seja o estudo mostrou dados relevantes sobre o assunto, chegando à conclusão que mais as mulheres estão insatisfeitas, podendo ser a pós menopausa o fator mais agravante, (ALBUQUERQUE, 2000).

Segundo Albuquerque, (2000), o Pilates pode contribuir muito para baixar esta estatística, já que em à aula de Pilates trabalha-se muito a musculatura do assoalho pélvico, responsável pela sustentação dos órgãos pélvicos. Alguns exercícios nesta região auxiliam diretamente no desempenho sexual da mulher, porque a irrigação sanguínea é estimulada, favorecendo as condições que levam ao orgasmo e melhoram a sensibilidade local.

Para Bianco, (2004) e Freitas, (2012), o Pilates é muito persuasivo para melhorar a consciência corporal, mas entender o próprio corpo e saber contrair um determinado grupo muscular exige muita vontade, concentração e muito conhecimento sobre a técnica de respiração e de contração do assoalho pélvico, para assim ativar os músculos internos, responsáveis pela função sexual. São indicados os seguintes exercícios simples para melhorar o desempenho sexual na mulher:

● <u>Exercício Abdômen</u>: Decúbito dorsal, joelhos flexionados e pés ligeiramente afastados. Contrair o abdômen, sem movimentar o tronco, levando o umbigo em direção ao solo, "encolhendo a barriga". Mantenha essa contração por 3 segundos e solte. Repita o movimento de 4 a 8 vezes.

● <u>Adução de joelhos flexionada</u>: empurrar um contra o outro durante 3 segundos e soltar. Repita essa contração 5 vezes para estimular a musculatura pélvica.

● <u>Exercício em Decúbito dorsal</u>: pé contra o solo, joelhos fletidos, realizar uma flexão de tronco curta (exercícios abdominais), observar que a contração requisitada e da musculatura vaginal, para isso deve-se imaginar "segurando a urina", expirar contraindo os músculos da vagina, contar até 30 e relaxar inspirando. Repita 5 vezes.

- **Exercício decúbito dorsal articulando quadril**: articular o quadril, (encostando a lombar completamente no chão), contraia glúteos e elevar o quadril devagar, desencostando as vértebras do chão até a altura dos ombros. Nessa posição 'de ponte', inspire abduzindo os joelhos e expire aduzindo. Repita o movimento 4 vezes, partindo do solo para a posição da ponte. Este exercício pode ficar mais avançado, com uma bola de plástico entre os joelhos.

- **Exercício de flexibilidade:** decúbito dorsal, sola dos pés unidas com joelhos abduzidos. Mantenha nessa posição por 30 segundos, inspirando e expirando lentamente.

No câncer de mama o Pilates atua como um recomeço de vida para as mulheres. Em qualquer fase da recuperação os exercícios do método proporcionam suave recomeço às atividades de vida diárias (AVDs). O Pilates é capaz de restabelecer a conexão entre mente e corpo, incentivando os movimentos conscientes de cada membro e enfatizando a sensação obtida, (KAELIN, 2007).

Segundo o PJ O'Clair / Ministério da Saúde e IDEA Inc, (2008), o tratamento de câncer pode ser longo, incluindo quimioterapia e radioterapia, muitas mulheres ainda fazem a reconstrução da mama pós mastectomia, que pode ser repetida 2 a 3 vezes. Neste caso, as mulheres ficam com movimentos limitados nos braços e força muscular diminuída, levando à restrição das suas atividades, problemas posturais e dor na região cérvico escapular. A perda de mobilidade pode interferir no sistema de drenagem, que já está comprometido pela remoção dos gânglios linfáticos da região axilar e pela radiação.   O sistema linfático não tem bombeamento central, ele é estimulado por mudanças de pressão das contrações musculares e pela respiração profunda, (JORDAN, 2007).

Nos primeiros passos, ensina-se ao paciente como retomar a postura ereta, com exercícios de fortalecimento, para que o indivíduo seja capaz de manter essa postura. Após a cirurgia da mama, os movimentos de ombros e braços podem ser restringidos (como citado anteriormente), com a prática progressiva do Pilates, o paciente aumenta lentamente a amplitude de movimento, respeitando o seu limite. O método Pilates tem exercícios adaptados para mulheres que tiveram câncer de mama, que ajudam a superar as possíveis sequelas. Porém o treinamento só deve ser iniciado após a liberação pelo médico, (SPRAGUE, 2007).

Nas sessões de Pilates, ao se utilizar exercícios com aparelhos, o uso das molas é só para assistência, para aprender o movimento e ganhar amplitude, depois as molas são usadas para dar resistência, fortalecendo os músculos, trabalha-se movimentos lentos e com poucas repetições, como o próprio método aplica, (MUTRIE, 2007).

Os exercícios sugeridos no Pilates, são os que trabalham desequilíbrios musculares típicos desta intervenção médica, com movimentos específicos que ajudam a recuperar a amplitude do movimento, melhorar a postura, a força muscular, a resistência e o controle articular, atuando também na perda da densidade óssea, decorrente de alguns tratamentos oncológicos. O método Pilates foca na respiração profunda, na flexibilidade e na postura, dando ênfase nos músculos dos ombros e das costas. Como os tecidos cicatriciais continuam se formando por 1 ano ou mais, os alongamentos devem ser realizados várias vezes durante a semana, durante 1 ano após a cirurgia, (MUTRIE, 2007).

Segundo Mutrie, (2007), em mulheres pós câncer de mama, há um grande risco de linfedema, os exercícios de força devem ser feitos com precaução, porque o aumento do fluxo sanguíneo pode contribuir para o aumento da carga linfática, (JORDAN, 2007).

A reabilitação com o Pilates começa com movimentos numa amplitude confortável individual a cada paciente, que vão evoluindo lentamente e progridem num trabalho global; o treino deve conter descanso passivo para os membros superiores, alternando o trabalho dos membros inferiores e do tronco, com a propriocepção para a reintegração da região operada, (MUTRIE, 2007).

O trabalho de respiração para esse grupo de mulheres é muito importante, deve-se ser profunda expandindo as costelas com posições que mobilizam e levam à flexibilidade da coluna vertebral, ou em posturas que ajudam a liberar tensões nas escápulas e nos ombros, (MUTRIE, 2007).

De acordo com a American Câncer Society, (2007-2008), não há dúvidas que o Pilates tem um efeito protetor na saúde feminina, sua prática favorece para uma vida saudável, com um organismo fortalecido e com risco menor de desenvolver doenças, ou até mesmo uma recidiva do câncer.

Em geral, para Kaelin (2007) e Souza (2011), a prática do Pilates regular e bem orientada para todas mulheres adultas, oferece inúmeros efeitos positivos na sua saúde mental e física, dentre os mesmos se destacam:

- Melhora o condicionamento físico e a flexibilidade geral;
- Estimula a circulação;
- Melhora flexibilidade corporal;
- melhora do equilíbrio
- Melhora da coordenação motora;
- Melhora a musculatura e auxilia a ensinar a pessoa a manter uma postura correta;
- Melhora da respiração durante a execução dos exercícios, aumentando a oxigenação sanguínea;
- Auxilia a pessoa a conhecer melhor o próprio corpo e seus limites, oferecendo subsídios para que a pessoa se supere a cada dia;
- Melhora significativamente a coordenação motora;
- Auxilia na prevenção e na redução de riscos de lesões musculares;
- Melhora qualidade de vida.
- Redução de até 50% de chance de não se desenvolver a osteoporose.

A literatura aponta como vantagens do método Pilates a promoção do método na manutenção da pressão arterial, além de influenciar na calcificação óssea. Estes benefícios foram encontrados por Comunello, (2011), que através da aplicação do método, aliada ao uso de medicação, conseguiu alterar o diagnóstico de uma paciente de osteoporose para osteopenia, após um ano de tratamento.

Com a fase adulta, o corpo feminino começa a reduzir a produção de progesterona e essa redução está relacionada com aumento da gordura visceral, além de outros fatores que podem contribuir para esse fator, como a genética, alimentação e sedentarismo. Sabe-se que a gordura visceral é aquela adiposidade protusa e de aspecto achatado que se instala no abdômen inferior e flancos. Mulheres sofrem muito mais com essa adiposidade que os homens, o Pilates como trabalha o centro (Power house ou core) do corpo, através da contração abdominal, é capaz de contribuir para diminuição visível dessa gordura localizada, (CRUZ,2011; SELBY, 2000).

O Método Pilates na saúde das mulheres, pode auxiliar também no tratamento e alívio de dores crônicas, sendo utilizado para reabilitação de problemas físicos, em especial os da coluna, pois alivia pressões musculares causadas por problemas como a hérnia de disco, fortalecendo, equilibrando e alongando toda a musculatura da coluna vertebral. Não obstante todos esses benefícios, o fortalecimento da musculatura profunda e superficial do abdômen das mulheres, além de manter a boa postura e promover o adequado posicionamento e funcionamento dos órgãos internos, afina a silhueta proporcionando uma aparência mais elegante, (CRUZ, 2011; SELBY, 2000).□

MATERIAIS E MÉTODOS

"Se aceite da forma que você é."

1. O Método Pilates

Criado pelo alemão Joseph Pilates, o método Pilates é um sistema completo de condicionamento físico e reeducação postural. Com aproximadamente 500 exercícios realizados no solo e em aparelhos, o método atende pessoas de diversas idades e diferentes realidades. O método Pilates tem como base um conceito denominado de contrologia (Contrology). Segundo Pilates, contrologia é o controle consciente de todos os movimentos musculares do corpo e o power house (casa de força), para ele era hoje o que chamamos de core, (PILATES, 2010 apud MILLER).

O ponto focal para o controle corporal. Constitui-se pelas quatros camadas abdominais: o reto do abdome, oblíquo interno e externo, transverso do abdome; eretores profundos da espinha, extensores, flexores do quadril juntamente com os músculos que compõe o períneo. Todos os exercícios de Pilates têm como foco o fortalecimento do "Power House. Este centro de força forma uma estrutura de suporte, responsável pela sustentação da coluna e órgãos internos. O fortalecimento desta musculatura proporciona a estabilização do tronco e um alinhamento biomecânico com menor gasto energético aos movimentos. O "Centro" é a alma do método, "diz Joseph Pilates". Segundo, (PILATES apud MILLER, 2010; CRAIG, 2006; FURLANI, 2009).

Para Josef seu método é a correta utilização e aplicação dos mais importantes princípios das forças que atuam em cada um dos ossos do esqueleto, com o completo conhecimento dos mecanismos funcionais do corpo e o total entendimento dos princípios de equilíbrio e gravidade aplicados a cada movimento. Para atingir os benefícios do Pilates e ter uma melhor eficácia na série de atividades, essa técnica do Pilates utiliza seis princípios: concentração, respiração, alinhamento, controle de centro, eficiência e fluência de movimento, ("mente sã e corpo são"), (PILATES, 2010 apud MILLER).

Através disso o objetivo do presente estudo foi verificar e comprovar os benefícios do Pilates nas mulheres, quando aplicado na condição de melhora da saúde, verificando-se que tanto na reabilitação da incontinência urinária, dor pélvica crônica, disfunção sexual, diminuição gordura localizada no abdômen (estética), dor pélvica crônica, tensão pré menstrual, disfunção sexual, osteoporose, prolapso genital, pós mastectomia como na gestante, o Pilates possui o mesmo foco da mulher, o CORE, oferecendo ótimas ferramentas para atingir esses benefícios, seja qual for a disfunção feminina. Através de sessões semanais práticas do método, com exercícios específico, (FURLANI, 2011; GONÇALVES, 2009; PASCOAL, 2012; RESENDE, 2008; SILVA, 2002; SERRÃO, 2010).

2. Amostra

O presente estudo é focado no trabalho com um grupo pequeno de mulheres adultas jovens e idosas, com diferentes problemas do objeto de estudo: prolapso genital osteoporose, câncer de mama, gestante, pós-parto, dor pélvica crônica, tensão pré-menstrual, gordura localizada abdômen e incontinência urinária.

3. Caracterização do Problema

Mulheres adultas relatando dor pélvica crônica por fraqueza dos músculos do períneo, o Pilates atua aumentando a força dos músculos multífidos, paravertebrais, estabilidade funcional, diminuindo assim a incidência de lesões lombo pélvicas e dores lombares; no prolapso genital (bexiga caída) o Pilates atua fortalecimento assoalho pélvico e músculos do períneo; na tensão pré menstrual atua na diminuição de dores durante o período menstrual, diminuição sintomas da TPM e aumento circulação sanguínea; na incontinência anal e urinária atua no mal funcionamento dos músculos da bexiga e uretra, fortalecendo os músculos assoalho pélvico e de toda parede abdominal; na gestação e pós parto, atua no alinhamento postural (na gestação e pós parto), na melhora da estabilidade do centro de gravidade, aumento de mobilidade e alongamento das articulações para o parto, fortalecimento do assoalho pélvico antes e depois parto; na osteoporose o Pilates atua para aumento de força muscular, diminuição dos encurtamentos musculares localizados, alongamento axial, muito importante para prevenção das microfraturas das vértebras; na pós mastectomia câncer de mama o Pilates atua na diminuição dos encurtamentos de membros superiores (funcionalidade), alinhamento postural, resistência e fortalecimento músculos dorsais /peitorais   e diminuição linfedemas; finalmente na dermato funcional, o Pilates atua para diminuição de dores musculares, edemas, retenção líquidos, celulite, gordura localizada abdômen e fortalecer músculos abdominais profundos, (VICENTE, 2012).

4. Método utilizado na intervenção:

Método Pilates com repertório de exercícios no Mat (solo) e com uso de acessórios como: (bola suíça, thera banda, magic circle, rolo, dyne dic), aparelhos: reformer, barrel, chair, cadillac.

5. Frequência e Duração:

O período de intervenção encontrado nos trabalhos pesquisados foi em média de 3 meses, com frequência semanal de 2 vezes na semana com duração de 60 minutos. □

6. Instrumentos de Avaliação

Os benefícios do Pilates só dependem da execução dos exercícios. As instruções devem ser seguidas com fidelidade."

1. Anamnese convencional:

QUESTIONÁRIO INTERNACIONAL DE ATIVIDADE FÍSICA – VERSÃO CURTA. Modelo retirado, Federação Unicamp/ questionários, (BENEDETTI, 2004). (em Anexos 1 Anamnese: A, B e C).

2. Questionário sobre condições de Saúde:

O questionário completo encontra-se Anexo 2 (A, B e C), descrevendo a maneira correta, segura e eficaz de avaliarmos nossos pacientes.

3. Escala Analógica de Dor:

Nos estudos realizados por Araújo, (2012), foi utilizado para medir o grau de intensidade dos exercícios em mulheres com dores na dismenorreia a escala analógica EVA; (Anexo 3).

4. Avaliação Clínica Postural:

A Avaliação Cínica é realizada antes das sessões, deve -se levar em consideração a individualidade biológica, (Anexo 4A).

5. Testes: Avaliação da força muscula do core:

Teste realizado por Silva et.al, (2012), Esquema Perfect para Avaliação Assoalho Pélvico.

<u>Execução</u>: paciente em decúbito dorsal, pernas fletidas, pés no solo, mãos ao lado do corpo, palmas

viradas para baixo; solicita–se ao paciente que faça uma contração isométrica dos músculos perineais (examinador está com os dedos perto dos ísquios na musculatura dos abdominais inferiores e transverso).

Verifica-se o grau de força muscular sentindo, mede-se na tabela abaixo:

a. **0- Ausência**: de resposta muscular dos músculos perivaginais;

b. **1- Esboço:** de contração muscular sustentada;

c. **2- Presença de contração de pequena intensidade:** que se sustenta;

d. **3- contração moderada:** sentida como um aumento de pressão intra-vaginal, que comprime os dedos do examinador com pequena elevação cranial da parede vaginal; 4-contração satisfatória, aquela que aperta os dedos do examinador com elevação da parede vaginal em direção à sínfise púbica;

e. **5- contração forte**: compressão firme dedos do examinador com movimento.

Proposta de Intervenção

"Um corpo livre de tensão nervosa tension e fadiga é o abrigo ideal fornecido pela natureza para abrigar uma mente bem equilibrada, totalmente capaz de atender com sucesso todos os complexos problemas da vida moderna."

Objetivo

Das 8 semanas de sessões de Pilates (2 meses), fazer com que as mulheres vivenciem e se beneficiem dos exercícios visando a melhora das patologias envolvidas na saúde da mulher, especificamente cada uma das doenças, sendo as participantes iniciantes no método Pilates, sedentárias ou praticantes de outras atividades físicas.

Justificativa de Exercícios

Usaremos exercícios específicos e direcionados apenas para cada patologia, para o tratamento da disfunção principal de cada grupo de mulheres, através dos princípios do Método Pilates, para que as mulheres consigam os benefícios aqui propostos no trabalho; são alunas iniciantes e intermediárias. Todos os exercícios são realizados com expiração na fase do movimento e pelve neutra. Deve-se deixar explícito que em algumas patologias das literaturas encontradas os exercícios mais utilizados foram o mat Pilates com acessórios, porém em outras patologias só foram citados aparelhos; há ainda autores que preferem o trabalho com bola suíça e mat, dizendo ser mais acessível e trazer mais efeitos positivos, (SILVA, 2002; RESENDE, 2010).

-1mês: Exercícios de adaptação dos princípios do método, principalmente da respiração do método, consciência corporal. Repetições de 2 séries de 10 vezes.

-2 mês: No segundo mês de intervenção, exercícios intermediários, podem ser os mesmos dos iniciais, mas com variações, onde a execução fica mais difícil e desafiem mais a estabilidade do tronco e das cinturas, além de fortalecimento períneo, (controle do core), membros superiores e inferiores e alongamento global dentro de cada patologia específica . Repetições de 2 séries de 10 vezes.

-3 e 4 meses: as progressões dos mesmos exercícios aumentam a cada semana.

1. Exercícios para Dor Lombo Pélvica:

<u>Objetivo:</u> fortalecer assoalho pélvico e abdominais, diminuir a dor nessa região nas mulheres que sofrem dessa causa.

Descrição dos exercícios: 1 Mês /2 mês:

<u>Exercícios Respiratórios</u>:

1) <u>Respiração Abdominal e Torácica</u>: decúbito dorsal, ensino dos exercícios de respiração, o Método Pilates. Direcionar a respiração para diferentes lugares do corpo: respiração abdominal; respiração torácica, (colocar as mãos em cada região ou a bola suíça e sentir a bola subir e descer em cada inspiração e expiração.

2) <u>Posição de concha</u>: posição perfeita para direcionar a respiração para todos espaços intercostais, afastando escápulas; alongando osso do sacro, coluna lombar e torácica. Sentar paciente em cima calcanhar, com flexão de tronco, relaxar coluna cervical; inspirar pelo nariz para expandir espaços intercostais; expire pela boca; repita 5 vezes.

3) <u>Exercícios de Contração Abdominal transverso:</u>

3) <u>Contração Abdominal transverso</u>: decúbito dorsal solo, pernas fletidas, ensino da contração do transverso, com as mãos no abdômen, realizando 10 respirações com contrações, (como se o umbigo fosse no centro da terra, sugar abdômen, sem movimentar pelve).

Exercícios Pelve:

4) <u>Pelve Neutra</u>: decúbito dorsal, exercícios de pelve no solo de anteversão retroversão de quadril, o paciente deve "achar "sua pelve neutra.

5) <u>Posição Gato</u>: (4 apoios solo: perceber coluna neutra, exercícios de anteversão / retroversão solo para o paciente saber o que é coluna neutra.

Variações de exercícios pelve neutra, podem ser feitas em decúbito lateral, na bola suíça ou solo, em pé, mesmo exercício, com as mãos no abdômen.

<u>6) Exercícios Posturais:</u>

<u>Alongamento axial:</u> sentada bola suíça, (joelhos alinhados com tornozelos; separada distância do quadril), alongar coluna para o teto, encontrar melhor postura, conseguir mobilidade coluna e identificar pelve neutra. Execução: pés firmemente posicionados colocar cóccix para frente e deixar bola rolar suavemente sob a paciente; retornar posição neutra. Puxar cóccix para trás e role a bola para frente, repita 6 vezes. Pescoço alongado.

7) <u>Serrote: exercício postural:</u> sentar posição ereta sobre ísquios, alinhar pernas e tornozelos com os quadris; inspire e rode para a direita, expire e conduza o braço esquerdo em diagonal sobre a perna direita, coloca mão esquerda em cima e alinhada metatarso do pé direito; a cabeça deve seguir o braço, alinhada com a coluna; inspire e gire uma vértebra de cada vez, na posição de rotação; expire rotacionando de volta ao centro; repetir 4 vezes de cada lado.

<u>Exercícios de força:</u> Membros superiores e inferiores

8) Ponte tradicional Solo: Execução: solicita-se ao paciente elevar o quadril do chão durante expiração, mantendo o transverso abdominal ativado por 10 segundos, expirar e voltar posição inicial.

9) <u>ponte invertida solo</u> (corpo prono):

paciente deve elevar o tronco do chão e manter apoiado sobre os antebraços e antepés, manter por 20 segundos a posição.

<u>3/4 semanas:</u>

a) Mesmos exercícios de respiração da primeira semana;

b) Exercício Postural com alongamento e fortalecimento musculatura exigida;

1) Sereia na bola: Flexionar o corpo para o lado, inspirar e elevar braço esquerdo, ombro esquerdo permanece abaixado, inspire e alongue para a direita, inspire para voltar ao centro, expire enquanto abaixa o braço esquerdo. Repita braço direito. Coluna deve ficar ereta e não hiperestender coluna, manter quadris e ombros alinhados, manter cabeça alinhada com a coluna. Repetir 6 vezes cada lado.

11) Ponte Tradicional com uso da bola suíça: variação: elevar ombros; ponte com bola entre joelhos; ponte com flexão plantar dos tornozelos, (2 semanas para 3 semana).

12) Gato: com apoio de uma mão na bola suíça (alterando); variação: apoio duas mãos na bola (ou sem), elevar uma perna estendida alternando membros, (cuidado rotação quadril).

12) Ponte invertida solo: com apoio de mãos, não antebraço, (repetir 6 vezes por 10 segundos).

13) Miniagachamento: Execução: tronco inclinado à frente e membros superiores estendidos à frente. Realiza-se flexão de quadril e joelhos, (8 vezes)

5/6 semanas:

1)Exercícios de respiração tridimensional com a bola: O paciente irá ativar o diafragma, tendo a consciência dos movimentos que ele realiza para cima e para os lados. Usando a bola para ajudar a levar a respiração para a caixa torácica, pensando em expandi-la na horizontal e vertical; não forçar inspiração, a expiração completa cria um vácuo com que o ar possa ser puxado naturalmente pelos pulmões, não bloquear expiração.

2) <u>Ponte tradicional solo com bola</u>: variação: ponte sobre bola suíça elevando um membro inferior estendida (alternar); variação: elevar uma perna fletida ou estendida.

3) <u>Ponte lateral solo:</u> Execução: paciente decúbito lateral, apoiar face lateral do antebraço no solo, com o cotovelo alinhado com o ombro, apoiando parte lateral de todo membro inferior sobre o solo, (perna de cima); o paciente tentará manter a posição inicial e isometria com ativação do transverso, respirar normalmente durante a isometria do exercício, repetir 3 vezes. Variação: elevar quadril do solo e manter posição com antebraço e lateral pé no solo.

4) <u>Gato:</u> variação no solo: tirar um membro inferior e um membro superior do solo, ir alterando, repetir 8 vezes cada lado

5)<u>Miniagachamento:</u> variação no dynadisc ou bosu: igual procedimento anterior, mas utilizando uma superfície instável, para recrutar mais músculos do core profundos. Repetir 8 vezes movimento.

6) <u>Exercício Postura e Alongamento na bola:</u> inclinação anterior de tronco e extensão bilateral dos joelhos manter a postura 15 segundos, repetir 3 vezes.

7) <u>Star:</u> posição em pé, pés afastados largura quadril, peso distribuído no triângulo do pé, pelve neutra; inspirar elevar braços até linha ombros e transferir o peso do corpo para um dos membros inferiores, abduzindo a outra; expirar para inclinar o tronco para o lado, inspirar para manter a posição, expirar para voltar à posição

inicial, trocar o membro e repetir cada perna 4 vezes. Pode ser realizado ajoelhado e com braço fletido inicialmente, ou ainda em decúbito lateral perna estendida de apenas dois apoios, como mostra a seguir na foto, (avançado).

<u>7/8 semanas:</u>

8) <u>Exercícios de respiração</u>: Tridimensional: exercício respiração costal inferior, (decúbito dorsal, pelve neutra, mãos apoiadas costela inferiores flutuantes, inspirar pelo nariz para expandir lateral e posterior as costelas inferiores, sensação de empurrar as costelas quando enche pulmões, expirar pela boca deslizando as costelas para afunilar a caixa torácica); respiração superior; inspirar pelo nariz mover porção superior tronco, permitir que as primeiras costelas empurrem as mãos para fora, expirar pela boca para deslizar as costelas em direção ao quadril, esvaziando as mãos; respiração abdominal; inspirar pelo nariz para expandir caixa torácica, empurrando as mãos para fora em coluna neutra, expirar pela boca para esvaziar abdômen.

9) <u>Ponte com elevação de quadris:</u> colocar pés na bola suíça, inspire para preparar e expire contraindo glúteos e elevando quadris a 5cm solo, com pelve neutra, inspire rolando bola a frente, expire trazendo-a de volta; variação com grau de evolução: inspire para preparar, expire contraceno glúteos, elevando pélvis, inspire levantando uma perna, expire mesma posição, inspire rolando bola para frente, expire trazendo bola a frente. Repetir 5 vezes.

10) <u>Ponte lateral</u>: (idem anterior, com retirada do quadril do chão, dois membros inferiores, apoio tornozelo e parte

lateral dois pés), solicita-se muitas contrações abdominais oblíquos. Variação: elevar perna que estiver acima, repetir 2 vezes.

11) <u>Ponte invertida Solo:</u> (execução idem anterior), variação com aumento de grau de dificuldade: elevar uma perna solo, manter por 10 segundos, alternar membro inferior, 4 vezes cada membro.

12) <u>Gato:</u> perceber coluna neutra, exercícios de anteversão/ retroversão solo para o paciente saber o que é coluna neutra.

-Variações de exercícios pelve neutra, podem ser feitas em decúbito lateral, na bola suíça ou solo, em pé, mesmo exercício, com as mãos no abdômen.

13) <u>Sereia:</u> Flexionar o corpo para o lado, inspirar e elevar braço esquerdo, ombro esquerdo permanece abaixado, inspire e alongue para a direita, inspire para voltar ao centro, expire enquanto abaixe o braço esquerdo, repita braço direito. Coluna deve ficar ereta e não hiperestender coluna, manter quadris e ombros alinhados, manter cabeça alinhada com a coluna. Repetir 6 vezes cada lado. OBS: Pode ser realizado na chair, reformer.

14) <u>Treino de estabilização músculos profundos:</u> postura em pé com elástico pelve. Com elástico associado ao trabalho de estratégia de equilíbrio de tornozelo, aumenta a percepção do alinhamento da pelve e da ativação músculos profundos, paciente pode inclinar-se a frente, evolução: elevar uma perna com elástico pelve.

15) <u>Massagem com Bola suíça solo:</u> 5 minutos.

2. Exercícios para Prolapso Genital (bexiga caída):

<u>Objetivos do primeiro e segundo mês</u>: fortalecer assoalho pélvico e abdominais.

<u>Descrição dos exercícios: 1 Mês /2 mês: 1 /2 semana:</u>

1) <u>Exercícios Respiratórios:</u> decúbito dorsal, ensino dos exercícios de respiração, o método Pilates. Direcionar a respiração para diferentes lugares do corpo: respiração abdominal; respiração torácica (colocar as mãos em cada região ou com a bola suíça e sentir a bola subir e descer em cada inspiração e expiração. Decúbito dorsal solo, pernas fletidas, ensino da contração do transverso, com as mãos no abdômen, realizando 10 respirações com contrações (como se o umbigo fosse no centro da terra, sugar abdômen, sem movimentar pelve).

2) <u>Posição de concha:</u> posição perfeita para direcionar a respiração para todos espaços intercostais, afastando escápulas; alongando osso do sacro, coluna lombar e torácica; sentar paciente em cima calcanhar, com flexão de tronco, relaxar coluna cervical; inspirar pelo nariz para expandir espaços intercostais; expire pela boca; repita 5 vezes.

<u>Exercícios de Contração Abdominal Transverso:</u>

3) <u>Contração Abdominal transverso.</u>

4) <u>Pelve Neutra:</u> decúbito dorsal, exercícios de pelve no solo de anteversão retroversão de quadril, o paciente deve "achar "sua pelve neutra.

- <u>Exercício de (4 apoios solo):</u> Variações de exercícios pelve neutra, podem ser feitas em decúbito lateral, na bola suíça ou solo, em pé, mesmo exercício, com as mãos no abdômen.

<u>Exercícios Posturais:</u>

5) <u>Alongamento axial:</u> Execução: sentada bola suíça (joelhos alinhados com tornozelos; separada distância do quadril), alongar coluna para o teto, encontrar melhor

postura, conseguir mobilidade coluna e identificar pelve neutra. Execução: pés firmemente posicionados colocar cóccix para frente e deixar bola rolar suavemente sob a paciente; retornar posição neutra. Puxar cóccix para trás e role a bola para frente, repita 6 vezes. Pescoço alongado, coluna ereta, sentada bola.

Exercícios para Assoalho Pélvico: indicados para Patologia citada:

6) <u>Horse (chair ou bola suíça):</u> nas primeiras semanas indica-se esse exercício na bola suíça apenas, para aluna adquirir consciência corporal e os fundamentos do método.

<u>Execução:</u> sentada na bola, pernas abduzidas e estendidas entre a bola , posição em pé, coluna ereta; ao se apertar firmemente a bola solicita-se o comando levantar e"apertar a bola", contraindo adutores, glúteos, músculos da pélvis (comando "segurar xixi"), sensação de como uma linha puxasse sua cabeça para o teto (axial), contração de abdominal fosse para as costas, com trabalho de respiração, repetir 8 vezes.

7) <u>Hundred:</u> ensino de dois tipos dos cinco mat. decúbito dorsal, joelhos fletidos, direção peito, inspire profundo, ao expirar sinta o peito e abdômen aprofundarem no mat, eleve a cabeça, com ombro para baixo, olhe umbigo, alongue braços lado corpo, balance os braços estendidos, bombeando para cima e para baixo, inspire contando 5 oscilações. Repita 5 vezes mesmo exercício com as pernas flexionadas no alto, como se seus pés estavam apoiados em uma parede.

<u>-Execução:</u> decúbito dorsal, pelve neutra, perna fletidas solo, braços paralelos lado tronco, inspira para flexionar

coluna e elevar braços na altura dos ombros, expira-se e repete 5 vezes o balanço dos braços estendidos; pede-se a aluna para que na inspiração simultaneamente estenda joelhos e abaixe-os o máximo sem perder a organização (Imprint), inspire eleve os braços em 5 tempos faça o balanço dos membros superiores , mantendo flexão coluna e escápula organizada, volte posição inicial. Repita 10 séries de cada ciclo, (inspire e expire).

8) <u>Contração Vaginal</u>: sentada, joelhos fletidos e pernas afastadas, realizar contração vaginal de forma rápida e relaxar (10 repetições). Em seguida faça uma contração lenta da vagina e mantenha a contração por 8 segundos com os dedos perto dos ísquios, pelve neutra, use respiração do Pilates, já aprendida.

9) <u>Exercícios de Kegel</u>: contração do períneo; pede-se para paciente contrair a musculatura períneo e não contrair músculos abdominais, glúteos e coxas. O exercício pode ser acompanhado do: Shoulder Bridge do Pilates: decúbito dorsal, perna flexionadas na bola suíça, braços ao longo corpo, ombro no solo, elevar o quadril durante expiração, inspirar retornar posição inicial. Variação: 2 semanas: pernas estendidas sobre a bola, decúbito dorsal, apenas apoio gastrocnêmios na bola (repita mesmo exercício). Variação: decúbito dorsal, uso de uma bola pequena entre as pernas, deve-se elevar quadril, repetir o processo de respiração e usar a técnica de Kegel, apertando a bola entre as pernas. Variação: retirar braços do solo, com membros inferiores apoiados na bola suíça estendidos e quadril elevado solo, (repetir 8 vezes).

10) <u>Sereia</u>: solo ou bola: flexionar o corpo para o lado, inspirar e elevar braço esquerdo, ombro esquerdo

permanece abaixado, inspire e alongue para a direita, inspire para voltar ao centro, expire enquanto abaixa o braço esquerdo, repita braço direito. Coluna deve ficar ereta e não hiperestender coluna, manter quadris e ombros alinhados, manter cabeça alinhada com a coluna. Repetir 6 vezes cada lado.

<u>3 /4 Semana:</u>

1) <u>Alongamento axial:</u> Execução: sentada bola suíça (joelhos alinhados com tornozelos; separada distância do quadril), alongar coluna para o teto, encontrar melhor postura, conseguir mobilidade coluna e identificar pelve neutra. Execução: pés firmemente posicionados colocar cóccix para frente e deixar bola rolar suavemente sob a paciente; retornar posição neutra. Puxar cóccix para trás e role a bola para frente, repita 6 vezes. Manter pescoço alongado.

2) <u>Sereia na bola:</u> Flexionar o corpo para o lado, inspirar e elevar braço esquerdo, ombro esquerdo permanece abaixado, inspire e alongue para a direita, inspire para voltar ao centro, expire enquanto abaixa o braço esquerdo, repita braço direito. Coluna deve ficar ereta e não hiperestender coluna, manter quadris e ombros alinhados, manter cabeça alinhada com a coluna. Repetir 6 vezes cada lado.

3) <u>Hundred:</u> ensino de dois tipos dos cinco mat; decúbito dorsal, joelhos fletidos, direção peito, inspire profundo, ao expirar sinta o peito e abdômen aprofundarem no mat, eleve a cabeça, com ombro para baixo, olhe umbigo, alongue braços lado corpo, balance os braços estendidos, bombeando para cima e para baixo, inspire contando 5 oscilações. Repita 5 vezes mesmo exercício com as pernas

flexionadas no alto, como se seus pés estavam apoiados em uma parede. Decúbito dorsal, pelve neutra, perna fletidas solo, braços paralelos lado tronco, inspira para flexionar coluna e elevar braços na altura dos ombros, expira-se e repete 5 vezes o balanço dos braços estendidos; na 2 semana: pede-se a aluna para que na inspiração simultaneamente estenda joelhos e abaixe-os o máximo sem perder a organização (Imprint), inspire eleve os braços em 5 tempos faça o balanço dos membros superiores, mantendo flexão coluna e escápula organizada, volte posição inicial. Repita 10 séries de cada ciclo (inspire e expire).

4) <u>Ponte com elevação quadris</u> (rolo ou bola suíça): Execução: decúbito dorsal, pés na bola, pernas estendidas. Inspire para preparar, expire contraceno glúteos e levantando pelve, (pelve neutra); inspire rolando a bola (pernas fletidas) ou rolo para frente, expire trazendo bola de volta, desça quadril. Repita 8 vezes.

5) <u>Ponte com elevação quadris</u> (variação): sem apoio das mãos, execução é a mesma, braços em direção teto altura peito estendidos.

6) <u>Sidekick</u>: Execução: decúbito lateral, pelve neutra (bola ente tornozelos), braço de baixo ao lado ombro estendido, esticado acomodando cabeça, braço de cima com a palma apoiada no solo frente ao peito, inspirar estendendo calcanhares mais longe possível pélvis e aperte a bola, expire e eleve bola solo, expire baixando bola, expire e leve bola solo. Repita 5 vezes cada lado.

7)<u>Running</u>: pode ser feito no reformer. <u>Objetivos</u>: fortalecer membros inferiores, glúteos, coxas, gastrocnêmios, tibial anterior, mobilidade pés e problemas circulatórios, organização corporal e centro;

Execução: em pé na parede mão apoiadas, braços estendidos. Movimentação: correr, subindo e descendo calcanhares alternadamente, direita esquerda e uma repetição, esquerda–direita duas repetições, sobe e desce (não pode balançar quadril, repita 20 vezes).

8) Descanso três: relaxar corpo e mente, deixar a gravidade alongar naturalmente pescoço e coluna. Execução: decúbito dorsal, joelhos por trás bola, deite de frente para ela; faça movimentos curtos sobre a bola, coloque mãos no solo e mantenha-as afastadas, polegares do pé devem estar no colchonete; aumente a tensão em seu alongamento a ponto de sua cabeça ficar cerca de 2 cm do chão; sinta coluna relaxar, respire expandido caixa torácica (afaste escápulas), respire fundo com abdômen, percebendo como os músculos pélvicos relaxam com a respiração.

5/6 Semana:

1) Alongamento axial: sentada bola suíça (joelhos alinhados com tornozelos; separada distância do quadril), alongar coluna para o teto, encontrar melhor postura, conseguir mobilidade coluna e identificar pelve neutra; pés firmemente posicionados colocar cóccix para frente e deixar bola rolar suavemente sob a paciente; retornar posição neutra. Puxar cóccix para trás e role a para frente, repita 6 vezes. Manter pescoço alongado.

2) Hundred: 1 hundred mat: pernas fletidas, 2 hundred mat; com pernas estendidas, sem encostar solo, alongue pernas em direção teto, pernas juntas; abaixe as pernas ângulo de 45 graus, até o ponto antes da coluna arquear-

se, bombei braços para cima e para baixo, cabeça flexionada, conte 5 oscilações, palmas das mãos para baixo, termine repousando cabeça solo e trazendo joelhos de volta para o peito.

3) <u>The roll-up</u>: fortalece coluna e mobiliza vértebras; decúbito dorsal alongue o corpo, estenda braços atrás cabeça e pernas no solo, como se fosse espreguiçar-se; contrair glúteos, flexão plantar nos pés, direcione queixo para peito, o peito sobre as costelas, as costelas sobre o abdômen, abdômen sobre quadris, alongando—se para frente, expire tentando levantar-se para fora dos quadris e acima coxas, manter umbigo pressionado para coluna; inicie a volta, deslize levemente o cóccix para baixo, inspire enquanto começa a pressionar umbigo para coluna; reverta sequência do exercício, explicado anteriormente, repita 5 vezes .

4) <u>Running</u> (descrito anteriormente): Variação: exige mais técnica, mais repetições, com mais perfeição do movimento, fluidez, precisão.

5) <u>Shoulder Bridge</u> (Ponte sobre ombros com elevação quadris):

-<u>Variação</u>: sem apoio das mãos, execução é a mesma, braços em direção teto, altura peito estendidos. Variação: retirar um membro inferior, alternando membros, uso bola suíça. Deve-se executar as variações na sessão.

6) <u>Descanso três</u>: relaxar corpo e mente, deixar a gravidade alongar naturalmente pescoço e coluna.: decúbito dorsal, ajoelhe por trás bola, deite de frente para ela; faça movimentos curtos sobre a bola, coloque mãos no solo e mantenha-as afastadas, polegares do pé devem estar no colchonete; aumente a tensão em seu

alongamento a ponto de sua cabeça ficar cerca de 2 cm do chão; sinta coluna relaxar, respire expandido caixa torácica (afaste escápulas), respire fundo com abdômen, percebendo como os músculos pélvicos relaxam com a respiração.

<u>7/8 Semana:</u>

1) <u>Hundred:</u> hundred mat; com pernas estendidas, sem encostar solo, alongue pernas em direção teto, pernas juntas; abaixe as pernas ângulo de 45 graus, até o ponto antes da coluna arquear-se, bombei braços para cima e para baixo, cabeça flexionada, conte 5 oscilações, palmas das mãos para baixo, termine repousando cabeça solo e trazendo joelhos de volta para o peito.

2) <u>the roll-up</u>: fortalece coluna, abdominais mobiliza vértebras, alongamento isquiotibiais; decúbito dorsal alongue o corpo, estenda braços atrás cabeça e pernas no solo, como se fosse espreguiçar-se; contrair glúteos, flexão plantar nos pés, direcione queixo para peito, o peito sobre as costelas, as costelas sobre o abdômen, abdômen sobre quadris, alongando–se para frente, expire tentando levantar-se para fora dos quadris e acima coxas, manter umbigo pressionado para coluna; inicie a volta, deslize levemente o cóccix para baixo, inspire enquanto começa a pressionar umbigo para coluna; braços estendidos até os pés, reverta sequência do exercício, explicado anteriormente, repita 5 vezes .

3) <u>Inner   thigh lifts</u> (adução coxas): decúbito lateral direito, pé esquerdo cruzando em frente a coxa direita, pé apoiado no chão e a parte superior joelho voltada para teto, eleve a perna debaixo, que está estendida, calcanhar girado em direção teto, eleve perna sem tocar solo com

contração adutores (rotação externa), repita 5 vezes; troque o lado.

4)<u>Small circles:</u> (pequenos círculos): fortalecimento glúteos mó médio e coxas): decúbito lateral,coloque mão que está acima espalmada solo a frente peito, apoio outra mão na cabeça, eleve 5cm a perna de cima, movimentando com   pequenos círculos, de forma vigorosa, (imaginar girar a perna dentro pequeno aro), (5 vezes sentido horário e 5 vezes sentido anti horário), troque o lado.

5) <u>Up Down</u> (para cima e para baixo): (mobilidade quadril, trabalho fortalecimento região externa coxa, glúteos, alongamento músculos internos coxa): Execução: decúbito lateral (posição igual anterior), inspire eleve perna de cima estendida direção teto (90 graus), expire resistindo a ação da gravidade, perna deve crescer para longe quadril, junte calcanhares; repita 5 vezes cada lado.

6) <u>Spine Stretch Forward:</u> (alongar coluna para frente): sentar com as pernas estendidas solo, afastadas um pouco mais que o quadril, cresça axialmente, alongue braços a frente, flexionar os pés, inspirar e sentar mais reta coluna, trazer queixo para peito e arredondar costas para baixo em direção abdômen, forçando ar pulmão para fora, como se forma-se letra "C"com o corpo; inspirar e inverter movimento, rolando para cima, expire e volte a sentar reto, pressionando ombros para chão, alongue braços a frente.

3. Exercícios Tensão Pré Menstrual (TPM):

<u>Objetivos:</u> os exercícios devem ser feitos na maioria decúbito dorsal, massageando, alongando e fortalecendo região do abdômen.

<u>Descrição dos exercícios:</u>
<u>1 mês e 2 meses:</u>
1) <u>Alongamento axial:</u> Execução: sentada bola suíça (joelhos alinhados com tornozelos; separada distância do quadril), alongar coluna para o teto, encontrar melhor postura, conseguir mobilidade coluna e identificar pelve neutra. Execução: pés firmemente posicionados colocar cóccix para frente e deixar bola rolar suavemente sob a paciente; retornar posição neutra. Puxar cóccix para trás e role a bola para frente, repita 6 vezes. Manter o pescoço alongado.

a) <u>Respiração Abdominal e Torácica</u>: decúbito dorsal, ensino dos exercícios de respiração, o método Pilates. Direcionar a respiração para diferentes lugares do corpo: respiração abdominal; respiração torácica (colocar as mãos em cada região ou a bola suíça e sentir a bola subir e descer em cada inspiração e expiração.

 b) <u>Posição de concha</u>: posição perfeita para direcionar a respiração para todos espaços intercostais, afastando escápulas; alongando osso do sacro, coluna lombar e torácica. Execução: sentar paciente em cima calcanhar, com flexão de tronco, relaxar coluna cervical; inspirar pelo nariz para expandir espaços intercostais; expire pela boca; repita 5 vezes.

c) <u>Exercício pelve neutra</u>: Pelve Neutra: decúbito dorsal, exercícios de pelve no solo de anteversão retroversão de quadril, o paciente deve "achar "sua pelve neutra.

2) <u>Sereia na bola</u>: Flexionar o corpo para o lado, inspirar e elevar braço esquerdo, ombro esquerdo permanece abaixado, inspire e alongue para a direita, inspire para voltar ao centro, expire enquanto abaixa o braço

esquerdo, repita braço direito. A coluna deve ficar ereta e não hiperestender coluna, manter quadris e ombros alinhados, manter cabeça alinhada com a coluna. Repetir 6 vezes cada lado.

3) <u>Hundred</u>: ensino de dois tipos dos cinco mat. decúbito dorsal, joelhos fletidos, direção peito, inspire profundo, ao expirar sinta o peito e abdômen aprofundarem no mat, eleve a cabeça, com ombro para baixo, olhe umbigo, alongue braços lado corpo, balance os braços estendidos, bombeando para cima e para baixo, inspire contando 5 oscilações. Repita 5 vezes mesmo exercício com as pernas estendidas no alto. Decúbito dorsal, pelve neutra, perna fletidas solo, braços paralelos lado tronco, inspira para flexionar coluna e elevar braços na altura dos ombros, expira-se e repete 5 vezes o balanço dos braços estendidos; na pede-se a aluna para que na inspiração simultaneamente, estenda os joelhos e abaixe-os o máximo sem perder a organização (Imprint); inspire eleve os braços em 5 tempos faça o balanço dos membros superiores, mantendo flexão coluna e escápula organizada, volte posição inicial. Repita 10 séries de cada ciclo, (inspire e expire).

4) <u>Flexão extensão quadril e joelho</u>: fortalecer músculos abdominais, pernas, adutores, dos quadris, adutores: decúbito dorsal, joelhos fletidos, segure bola entre os tornozelos, rotacione joelhos rotação medial; movimento de inspirar para preparar expire estendendo joelhos ângulo 45 graus, inspire trazendo a bola e expire estendo joelhos, repita 6 vezes, pelve neutra, abdômen contraído, ombro no chão.

5)<u>Shoulder Bridge</u>: (Ponte sobre ombros): fortalecimento isquiotibiais, tendões das pernas e glúteos); decúbito dorsal solo, pernas fletidas, pés apoiados solo, braços ao longo corpo. Movimento: inspirar elevar quadris do solo, expirar retornar posição inicial.

-<u>Variação:</u> (fortalece adutores e períneo) apoiar pontas pés solo, com magicdisc entre as pernas flexionadas com quadril elevado; pés sobre bosu ou disco equilíbrio.

6) <u>Mobilização de coluna lateral /fortalecimento adutores</u>: decúbito lateral, braço debaixo estendido embaixo cabeça, braço de cima fletido a frente, mão de cima espalmada em frente ao peito, perna de acima fletida sobre fitBall pequena e macia, apoiando joelho; realizar pequeno movimento de mobilização a frente do quadril (3 repetições), deslizando bola e perna a frente, na volta 3 repetições simultânea de pequena elevação da perna debaixo estendida (elevação perna 5cm solo), contraindo adutores, pé   e perna com rotação externa). Repita 3 vezes cada lado.

7) <u>Mobilização de coluna/ massageando abdômen</u>: decúbito lateral, braço debaixo estendido solo apoiando a cabeça, braço de cima a frente peito fletido, mão espalmada no solo, dois membros inferiores fletidos, com torção de quadril, dois joelhos encostam solo, tronco alongado, fit Ball (macia e pequena) sobre a cintura, abdômen lateral (costelas); movimento realizado e de rotacionar apenas tronco à frente, girando o mesmo até encostar peito no solo, enquanto isso o quadril é rotacionado para trás. Repita 4 vezes cada lado.

<u>3 /4 Semana:</u>

1) <u>Alongamento axial</u>: sentada bola suíça (joelhos alinhados com tornozelos; separada distância do quadril), alongar coluna para o teto, encontrar melhor postura, conseguir mobilidade coluna e identificar pelve neutra. Execução: pés firmemente posicionados colocar cóccix para frente e deixar bola rolar suavemente sob a paciente; retornar posição neutra. Puxar cóccix para trás e role a bola para frente, repita 6 vezes. Manter o pescoço alongado.

2) <u>Sereia no solo</u>: Flexionar o corpo para o lado, inspirar e elevar braço esquerdo, ombro esquerdo permanece abaixado, inspire e alongue para a direita, inspire para voltar ao centro, expire enquanto abaixa o braço esquerdo, repita braço direito. Coluna deve ficar ereta e não hiperestender coluna, manter quadris e ombros alinhados, manter cabeça alinhada com a coluna. Repetir 6 vezes cada lado.

3) <u>Hundred</u>: ensino de dois tipos dos cinco mat: decúbito dorsal, joelhos fletidos, direção peito, inspire profundo, ao expirar sinta o peito e abdômen aprofundarem no mat, eleve a cabeça, com ombro para baixo, olhe umbigo, alongue braços lado corpo, balance os braços estendidos, bombeando para cima e para baixo, inspire contando 5 oscilações. Repita 5 vezes mesmo exercício com as pernas flexionadas no alto, como se seus pés estavam apoiados em uma parede; decúbito dorsal, pelve neutra, perna fletidas solo, braços paralelos lado tronco, inspira para flexionar coluna e elevar braços na altura dos ombros, expira-se e repete 5 vezes o balanço dos braços estendidos; na pede-se a aluna para que na inspiração simultaneamente estenda joelhos e abaixe-os o máximo

sem perder a organização (Imprint), inspire eleve os braços em 5 tempos faça o balanço dos membros superiores , mantendo flexão coluna e escápula organizada, volte posição inicial. Repita 10 séries de cada ciclo (inspire e expire).

4) <u>Flexão extensão quadril e joelho</u> (fortalecer músculos abdominais, pernas, adutores, dos quadris, adutores; decúbito dorsal, joelhos fletidos, segure bola entre os tornozelos, rotacione joelhos rotação medial; movimento de inspirar para preparar expire estendendo joelhos ângulo 45 graus, inspire trazendo a bola e expire estendo joelhos, repita 6 vezes, pelve neutra, abdômen contraído, ombro no chão.

5) <u>Shoulder Bridge</u> (Ponte sobre ombros)

<u>Variação pés:</u> coordenação: fortalecimento isquiotibiais, tendões das pernas e glúteos).: decúbito dorsal, pernas sobre a bola suíça, mãos ao lado coxa solo, ombros deslizando para baixo, movimento de preparação ponte sobre ombros, inspire elevando quadris, inspire flexionando joelho direito, levando os dedos do pé para tornozelo direito, expire estendo joelho direito 5cm da bola, inspire e segure, expire voltando a estender o joelho na bola e coloque quadris no solo, repita para outro lado mais 4 vezes.

<u>Variação 1:</u> O paciente não irá retornar quadril ao solo para repetir outra perna, continuará o movimento sem intervalo de preparo.

6) <u>Mobilização de coluna lateral/ fortalecimento adutores:</u> decúbito lateral, braço debaixo estendido embaixo cabeça, braço de cima fletido a frente, mão de cima espalmada em frente ao peito, perna de acima fletida

sobre fitball pequena e macia, apoiando joelho; realizar pequeno movimento de mobilização a frente do quadril (3 repetições), deslizando bola e perna a frente, na volta 3 repetições simultânea de pequena elevação da perna debaixo estendida (elevação perna 5cm solo), contraindo adutores, pé e perna com rotação externa). Repita 3 vezes cada lado.

7) <u>Mobilização de coluna/ massageando abdome</u>: decúbito lateral, braço debaixo estendido solo apoiando a cabeça, braço de cima a frente peito fletido, mão espalmada no solo, dois membros inferiores fletidos, com torção de quadril, dois joelhos encostam solo, tronco alongado, fit Ball (macia e pequena) sobre a cintura, abdômen lateral (costelas); movimento realizado e de rotacionar apenas tronco à frente, girando o mesmo até encostar peito no solo, enquanto isso o quadril é rotacionado para trás. Repita 4 vezes cada lado.

<u>5/ 6 Semana:</u>

1)<u>The roll-up</u>: fortalece coluna e mobiliza vértebras. decúbito dorsal alongue o corpo, estenda braços atrás cabeça e pernas no solo, como se fosse espreguiçar-se; contrair glúteos, flexão plantar nos pés, direcione queixo para peito, o peito sobre as costelas, as costelas sobre o abdômen, abdômen sobre quadris, alongando–se para frente, expire tentando levantar-se para fora dos quadris e acima coxas, manter umbigo pressionado para coluna; inicie a volta, deslize levemente o cóccix para baixo, inspire enquanto começa a pressionar umbigo para coluna; reverta sequência do exercício, repita 5 vezes .

2) <u>Hundred:</u> ensino de dois tipos dos cinco mat; decúbito dorsal, joelhos fletidos, direção peito, inspire profundo,

ao expirar sinta o peito e abdômen aprofundarem no mat, eleve a cabeça, com ombro para baixo, olhe umbigo, alongue braços lado corpo, balance os braços estendidos, bombeando para cima e para baixo, inspire contando 5 oscilações. Repita 5 vezes mesmo exercício com as pernas flexionadas no alto, como se seus pés estavam apoiados em uma parede. Decúbito dorsal, pelve neutra, perna fletidas solo, braços paralelos lado tronco, inspira para flexionar coluna e elevar braços na altura dos ombros, expira-se e repete 5 vezes o balanço dos braços estendidos; na pede-se a aluna para que na inspiração simultaneamente estenda joelhos e abaixe-os o máximo sem perder a organização (Imprint), inspire eleve os braços em 5 tempos faça o balanço dos membros superiores, mantendo flexão coluna e escápula organizada, volte posição inicial. Repita 10 séries de cada ciclo, (inspire e expire).

3) <u>Flexão extensão quadril e joelho</u>: (fortalecer músculos abdominais, pernas, adutores, dos quadris, adutores): decúbito dorsal, joelhos fletidos, segure bola entre os tornozelos, rotacione joelhos rotação medial; movimento de inspirar para preparar expire estendendo joelhos ângulo 45 graus, inspire trazendo a bola e expire estendo joelhos, repita 6 vezes, pelve neutra, abdômen contraído, ombro no chão.

-<u>Variação</u>: Movimento 1: idem anterior, com apoio de cotovelos, tronco ficará inclinado, mas em descanso. Movimento 2: inspire para preparar, expire estendendo joelho ângulo 45 graus, inspire trazendo a bola e expire estendo joelhos (repetir 3 vezes).

-Variação: movimento: estenda os joelhos em ângulo de 45 graus, mantenha joelhos estendidos, movendo a bola de um lado para outro, respire naturalmente (repetir 3 vezes).

4) <u>The rollover</u>: Movimento: Rolamento pélvico (pode ser com bola pequena entre joelhos); inspirar, expirar estender joelhos; inspirar aumentar flexão de quadril, expirar iniciar rolamento para trás articulando coluna até apoio escápulas.

5) <u>Mobilização de coluna/ massageando abdome</u>: decúbito lateral, braço debaixo estendido solo apoiando a cabeça, braço de cima a frente peito fletido, mão espalmada no solo, dois membros inferiores fletidos, com torção de quadril, dois joelhos encostam solo, tronco alongado, fit Ball (macia e pequena) sobre a cintura, abdômen lateral (costelas); movimento realizado e de rotacionar apenas tronco à frente, girando o mesmo até encostar peito no solo, enquanto isso o quadril é rotacionado para trás. Repita 4 vezes cada lado.

<u>7/ 8 Semana:</u>

1) <u>Sereia na bola</u>: Flexionar o corpo para o lado, inspirar e elevar braço esquerdo, ombro esquerdo permanece abaixado, inspire e alongue para a direita, inspire para voltar ao centro, expire enquanto abaixa o braço esquerdo, repita braço direito. Coluna deve ficar ereta e não hiperestender coluna, manter quadris e ombros alinhados, manter cabeça alinhada com a coluna. Repetir 6 vezes cada lado.

2) <u>Hundred</u>: ensino de dois tipos dos cinco mat; decúbito dorsal, joelhos fletidos, direção peito, inspire profundo, ao expirar sinta o peito e abdômen aprofundarem no

mat, eleve a cabeça, com ombro para baixo, olhe umbigo, alongue braços lado corpo, balance os braços estendidos, bombeando para cima e para baixo, inspire contando 5 oscilações. Repita 5 vezes mesmo exercício com as pernas flexionadas no alto, como se seus pés estavam apoiados em uma parede. Decúbito dorsal, pelve neutra, perna fletidas solo, braços paralelos lado tronco, inspira para flexionar coluna e elevar braços na altura dos ombros, expira-se e repete 5 vezes o balanço dos braços estendidos; na pede-se a aluna para que na inspiração simultaneamente estenda joelhos e abaixe-os o máximo sem perder a organização (Imprint), inspire eleve os braços em 5 tempos faça o balanço dos membros superiores, mantendo flexão coluna e escápula organizada, volte posição inicial. Repita 10 séries de cada ciclo (inspire e expire).

3)<u>Shoulder Bridge</u>: (Ponte sobre ombros): fortalecimento isquiotibiais, tendões das pernas e glúteos). Decúbito dorsal solo, pernas fletidas, pés apoiados solo, braços ao longo corpo. Movimento: inspirar elevar quadris do solo, expirar retornar posição inicial.

<u>Variação</u>: (fortalece adutores e períneo), apoiar pontas pés solo, com magicdisc entre as pernas flexionadas com quadril elevado; pés sobre bosu ou disco equilíbrio.

4) <u>The roll-up</u>: fortalece coluna e mobiliza vértebras. Decúbito dorsal alongue o corpo, estenda braços atrás cabeça e pernas no solo, como se fosse espreguiçar-se; contrair glúteos, flexão plantar nos pés, direcione queixo para peito, o peito sobre as costelas, as costelas sobre o abdômen, abdômen sobre quadris, alongando–se para frente, expire tentando levantar-se para fora dos quadris

e acima coxas, manter umbigo pressionado para coluna;
inicie a volta, deslize levemente o cóccix para baixo,
inspire enquanto começa a pressionar umbigo para
coluna; reverta sequência do exercício, explicado
anteriormente, repita 5 vezes. Com acessório bola suíça.
Repetir 4 vezes

5) <u>Mobilização de coluna lateral /fortalecimento adutores:</u>
decúbito lateral, braço debaixo estendido embaixo
cabeça, braço de cima fletido a frente, mão de cima
espalmada em frente ao peito, perna de acima fletida
sobre fitBall pequena e macia, apoiando joelho; realizar
pequeno movimento de mobilização a frente do quadril
(3 repetições), deslizando bola e perna a frente, na volta
3 repetições simultânea de pequena elevação da perna
debaixo estendida (elevação perna 5cm solo), contraindo
adutores, pé   e perna com rotação externa). Repita 3
vezes cada lado.

6) <u>The Roll up:</u> Rolando como uma bola: variação:
(fortalecimento músculos abdominais, movimento de
rolar com a coluna): Execução: equilibrar-se na curva "C"
formada pelo corpo, sente sobre ísquios (inclinando
somente a parte posterior dos ísquios), mãos relaxadas
nas pernas e pés próximos glúteos, deixar ombros baixos
e olhar para joelhos; mantenha dedos pé fora solo.
Movimento: inspire contraindo máximo abdômen e dar
impulso para trás, expire e volte para o lugar anterior.

7) <u>Mobilização de coluna /massageando abdome:</u>
decúbito lateral, braço debaixo estendido solo apoiando
a cabeça, braço de cima a frente peito fletido, mão
espalmada no solo, dois membros inferiores fletidos, com
torção de quadril, dois joelhos encostam solo, tronco

alongado, fit Ball (macia e pequena) sobre a cintura, abdômen lateral (costelas); movimento realizado e de rotacionar apenas tronco à frente, girando o mesmo até encostar peito no solo, enquanto isso o quadril é rotacionado para trás. Repita 4 vezes cada lado.

4 Exercícios   para Incontinência Anal Urinária na Mulher (assoalho pélvico)

<u>Objetivos</u>: fortalecer assoalho pélvico e abdominais. Exercícios de propriocepção; II Exercícios de Kegel; III Exercícios específicos para a musculatura pélvica; IV Exercícios de mobilização do tronco.

<u>Descrição do Exercícios:</u>

<u>Exercícios Respiratórios:</u>

1) <u>Respiração Abdominal e Torácica</u>: decúbito dorsal, ensino dos exercícios de respiração, o método Pilates. Direcionar a respiração para diferentes lugares do corpo: respiração abdominal; respiração torácica (colocar as mãos em cada região ou a bola suíça e sentir a bola subir e descer em cada inspiração e expiração.

2) <u>Posição de concha</u>: posição perfeita para direcionar a respiração para todos espaços intercostais, afastando escápulas; alongando osso do sacro, coluna lombar e torácica.: sentar paciente em cima calcanhar, com flexão de tronco, relaxar coluna cervical; inspirar pelo nariz para expandir espaços intercostais; expire pela boca; repita 5 vezes.

<u>Exercícios de Contração Abdominal Transverso:</u>

3) <u>Contração Abdominal transverso</u>: decúbito dorsal solo, pernas fletidas, ensino da contração do transverso, com as mãos no abdômen, realizando 10 respirações com

contrações (como se o umbigo fosse no centro da terra, sugar abdômen, sem movimentar pelve).

4) <u>Pelve Neutra</u>: decúbito dorsal, exercícios de pelve no solo de anteversão retroversão de quadril, o paciente deve "achar "sua pelve neutra.

5) <u>The hundred</u>: 1 tipo: decúbito dorsal, joelhos fletidos, direção peito, inspire profundo, ao expirar sinta o peito e abdômen aprofundarem no mat, eleve a cabeça, com ombro para baixo, olhe umbigo, alongue braços lado corpo, balance os braços estendidos, bombeando para cima e para baixo, inspire contando 5 oscilações.

5) <u>The rollover</u>: Movimento: rolamento pélvico (pode ser com bola pequena entre joelhos); inspirar, expirar estender joelhos; inspirar aumentar flexão de quadril, expirar iniciar rolamento para trás articulando coluna até apoio escápulas.

6) <u>Miniagachamento com bola abduzida</u>: (encostada parede):pernas paralelas solo, coluna lombar bem apoiada bola (pressionando a mesma contra a parede), abduzir pernas, flexionar quadril e joelhos (pés não podem passar joelhos), repetir 6 vezes.

7) <u>Series de Pliés no Reformer, cadillac ou Chair</u>: decúbito dorsal no cadillac, pés apoiados barra móvel, alça segurança, braços ao longo corpo, pés abduzidos, pernas estendidas. Movimento: pequeno movimento de flexão de joelhos e quadril, repetir 4 séries de 8 movimentos.

8) <u>Shoulder Bridge</u> (Ponte sobre ombros): fortalecimento isquiotibiais, tendões das pernas e glúteos). Decúbito dorsal solo, pernas fletidas, pés apoiados solo, braços ao longo corpo. Movimento: inspirar elevar quadris do solo,

expirar retornar posição inicial. Variação: (fortalece adutores e períneo), apoiar pontas pés solo, com magicdisc entre as pernas flexionadas com quadril elevado; pés sobre bosu ou disco equilíbrio.

9) <u>Sereia Solo:</u> Flexionar o corpo para o lado, inspirar e elevar braço esquerdo, ombro esquerdo permanece abaixado, inspire e alongue para a direita, inspire para voltar ao centro, expire enquanto abaixa o braço esquerdo. Repita braço direito. Coluna deve ficar ereta e não hiperestender coluna, manter quadris e ombros alinhados, manter cabeça alinhada com a coluna. Repetir 6 vezes cada lado.

Série Kegel:

¾ Semana: Começar por esta sequência:

1) <u>Em pé sobre disco de equilíbrio (propriocepção):</u> imaginar que está urinando e procurar segurar o jato urinário para não deixar que a urina escape.

2) **Exercícios de Kegel: Execução:**

a) Em pé, pernas sem flexionadas e pouco afastadas mãos nos glúteos, pressioná-las enquanto realiza contração da musculatura pélvica.

b) Em pé, pernas afastadas e sem flexionadas, permanecer em contração estática ou isométrica da musculatura pélvica.

2) Decúbito ventral solo, com cotovelos e joelhos apoiados, pés juntos, pernas fletidas, igual um sapo, se possível encostar joelhos solo, realizar contração isométrica da musculatura pélvica. Repetição 5 vezes.

Com joelhos e mãos apoiadas, realizar contração isométrica ou estática da musculatura pélvica. No momento da contração, as costas deverão curvar-se, e no momento de o relaxamento voltar à sua posição normal.

4) Sentada com as costas ereta e as pernas cruzadas, contrair a musculatura pélvica.

 5) <u>Shoulder Bridge</u>: Decúbito dorsal, pernas semifluidas, pés no chão, expirar, colocar a pelve em retroversão e em seguida elevar as nádegas mantendo a retroversão. Repousar lentamente inspirando, desenrolando lentamente a região lombar até o solo.

6) <u>Shoulder Bridge</u>: variação: Decúbito dorsal, glúteos ligeiramente elevados com uma almofada, pernas flexionadas e cruzadas, pés no chão; sustentar entre as faces internas do joelho com um medicine-ball, fitBall, magic circle:

- elevar glúteo o mais alto possível expirando,
- voltar a posição de partida inspirando

a) Decúbito dorsal, nádegas apoiadas no chão, colocar entre as pernas um medicine-ball e elevar as duas pernas semi-estendidas.

b) Em pé, com uma bola entre as faces internas da coxa, ficar na ponta dos pés, contraindo o períneo e relaxando-o ao voltar com as plantas dos pés no chão.

c) Sentada com as duas pernas estendidas realizar contrações da musculatura perineal.

d) Em pé, encontrada em uma parede realizar retroversão da pelve com a musculatura pélvica contraída.

<u>Exercícios de mobilização do tronco:</u>

7) Sentada com as pernas estendidas e o tronco levemente inclinado para trás e os braços também

estendidos e para trás, flexionar o cotovelo colocando as mãos sobre a nuca.

8) <u>The roll-up</u>: fortalece coluna e mobiliza vértebras. decúbito dorsal alongue o corpo, estenda braços atrás cabeça e pernas no solo, como se fosse espreguiçar-se; contrair glúteos, flexão plantar nos pés, direcione queixo para peito, o peito sobre as costelas, as costelas sobre o abdômen, abdômen sobre quadris, alongando–se para frente, expire tentando levantar-se para fora dos quadris e acima coxas, manter umbigo pressionado para coluna; inicie a volta, deslize   levemente o cóccix para baixo, inspire enquanto   começa a pressionar umbigo para coluna; reverta sequência do   exercício, explicado anteriormente, repita 5 vezes .

<u>5/6 semanas:</u>

1) <u>Respiração Abdominal e Torácica</u>: decúbito dorsal, ensino dos exercícios de respiração, o método Pilates. Direcionar a respiração para diferentes lugares do corpo: respiração abdominal; respiração torácica (colocar as mãos em cada região ou a bola suíça e sentir a bola subir e descer em cada inspiração e expiração.

2) <u>Posição de concha</u>: posição perfeita para direcionar a respiração para todos espaços intercostais, afastando escápulas; alongando osso do sacro, coluna lombar e torácica. Movimento: sentar paciente em cima calcanhar, com flexão de tronco, relaxar coluna cervical; inspirar pelo nariz para expandir espaços intercostais; expire pela boca; repita 5 vezes.

3) <u>Contração Abdominal transverso</u>: Execução: decúbito dorsal solo, pernas fletidas, ensino da contração do transverso, com as mãos no abdômen, realizando 10

respirações com contrações (como se o umbigo fosse no centro da terra, sugar abdômen, sem movimentar pelve).

4) <u>The hundred</u>: tipo: 1: decúbito dorsal, joelhos fletidos, direção peito, inspire profundo, ao expirar sinta o peito e abdômen aprofundarem no mat, eleve a cabeça, com ombro para baixo, olhe umbigo, alongue braços lado corpo, balance os braços estendidos, bombeando para cima e para baixo, inspire contando 5 oscilações.

5) <u>The Rollover</u>: Movimento: Rolamento pélvico (pés podem estar sobre rolo e/ou bola pequena entre joelhos); inspirar, expirar estender joelhos; inspirar aumentar flexão de quadril, expirar iniciar rolamento para trás articulando coluna até apoio escápulas.

6) <u>Flexão/ Extensão Membros Inferiores</u>: (músculo abdominais, perna e adutores dos quadris). Decúbito dorsal joelhos flexionados, segure bola entre tornozelos aperte-a, joelhos rotação medial; sente e descanse o tronco apoiando cotovelos; inspire para preparar, expire estendendo o joelho ângulo de 45 graus; inspire trazendo a bola e expire estendendo joelhos, repita 6 vezes.

-<u>Variação</u>: mover a bola de um lado para outro na fase de joelhos estendidos, respiração natural.

7) <u>Série de Pies</u>: (pode ser realizado no solo ou cadillac - barra móvel): fortalecimento membros inferiores. Decúbito dorsal, pelve neutra, pés na barra móvel cadillac, flexionar joelhos com rotação externa de quadril, pés em flexão plantar e abduzidos, espaço de 2 dedos entre um calcanhar e outro. Movimentos: preparar inspirar, estender os joelhos expirar, voltar e repetir 8 vezes.

8) <u>Descanso Dois:</u> aliviar tensão na coluna lombar e no adutor e alongar isquiotibiais. Decúbito dorsal, levar joelhos até queixo e posicione a bola entre as pernas ou joelhos (em cima da panturrilha), segure a bola com as mão estendidas dos dois lados; inspire prepare, expire e lentamente puxe a bola suíça, abaixando um pouco mais os joelhos, incline de um lado para outro; aproxime os joelhos e incline um pouco a cabeça (flexão) e depois abaixe. Repita 3 vezes.

<u>7/8 semanas:</u>

1)<u>The Roll-up:</u> fortalece coluna e mobiliza vértebras. decúbito dorsal alongue o corpo, estenda braços atrás cabeça e pernas no solo, como se fosse espreguiçar-se; contrair glúteos, flexão plantar nos pés, direcione queixo para peitão peito sobre as costelas, as costelas sobre o abdômen, abdômen sobre quadris, alongando–se para frente, expire tentando levantar-se para fora dos quadris e acima coxas, manter umbigo pressionado para coluna; inicie a volta , deslize levemente o cóccix para baixo, inspire enquanto começa a pressionar umbigo para coluna; reverta sequência do exercício anteriormente, repita 5 vezes, (cadillac).

2) <u>The hundred:</u> tipo: 1: decúbito dorsal, joelhos fletidos, direção peito, inspire profundo, ao expirar sinta o peito e abdômen aprofundarem no mat, eleve a cabeça, com ombro para baixo, olhe umbigo, alongue braços lado corpo, balance os braços estendidos, bombeando para cima e para baixo, inspire contando 5 oscilações.

3) <u>Sit Up-cadillac):</u> fortalece abdominais profundos, períneo e mobiliza coluna.

-<u>Movimento</u>: sentado, coluna alongada, pelve neutra, pés apoiados e segurança barra torre nas mãos, realizar flexão de tronco elevando barra em direção ao teto e peça comando aluno de "segurar xixi", contrair abdômen na coluna, quando estiver realizando movimento; retorne posição inicial desenrolando tronco.

4) <u>Horse (Barrel): adutores:</u> estar com os membros inferiores abduzidos e estendidos no barril, braços podem estar ao longo corpo ou à frente estendidos. Movimento: inspire e contraia adutores e abdominais elevando o corpo e "trancando o xixi" para trabalhar períneo, sinta sua cabeça no teto, expire relaxe, repita 6 vezes.

5) <u>Shoulder Bridget com fitBall ou magic circle</u>: mobiliza coluna, fortalecer glúteo, bíceps femoral, posteriores de coxa e períneo, gêmeos).

<u>Execução</u>: decúbito dorsal, apoiar apenas pontas dos pés no solo, inspirar elevar quadril com fitball entre as pernas apertando–a (segurar "xixi"), respire e vá voltando lentamente à posição inicial, repita 8 vezes.

6) <u>Descanso Dois no cadillac:</u> aliviar tensão na coluna lombar e no adutor e alongar isquiotibiais. Decúbito dorsal, levar joelhos até queixo e posicione a bola entre as pernas ou joelhos (em cima da panturrilha), segure a bola com as mão estendidas dos dois lados; inspire prepare ,expire e lentamente puxe a bola suíça, abaixando um pouco mais os joelhos, incline de um lado para outro; aproxime os joelhos e incline um pouco a cabeça (flexão) e depois abaixe. Repita 3 vezes. ☐

5 Exercícios para Menopausa/ Climatério:

<u>Objetivos:</u> foco na respiração, exercícios verticais (pé); força muscular abdominal e pélvica com resistência

(cadillac e reformer), exercícios de prancha de salto no reformer, resistência no de membros superiores no cadillac, alongamento durante repouso séries e treino equilíbrio solo.

Descrição dos Exercícios: 1 e 2 Mês

1) Alongamento axial: sentada bola suíça (joelhos alinhados com tornozelos; separada distância do quadril), alongar coluna para o teto, encontrar melhor postura, conseguir mobilidade coluna e identificar pelve neutra.: pés firmemente posicionados colocar cóccix para frente e deixar bola rolar suavemente sob a paciente; retornar posição neutra. Puxar cóccix para trás e role a bola para frente, repita 6 vezes. Pescoço alongado, coluna ereta, sentado na bola. Variação: faça flexão tronco a frente, mãos quase alcançam os pés. Inspire profundo para encher parte posterior caixa torácica, expire empurre as vértebras, volte posição axial e cresça para teto, repita 5 vezes.

2) Respiração Abdominal e Torácica: decúbito dorsal, ensino dos exercícios de respiração, o método Pilates. Direcionar a respiração para diferentes lugares do corpo: respiração abdominal; respiração torácica (colocar as mãos em cada região ou a bola suíça e sentir a bola subir e descer em cada inspiração e expiração.

3) Posição de concha: posição perfeita para direcionar a respiração para todos espaços intercostais, afastando escápulas; alongando osso do sacro, coluna lombar e torácica.: sentar paciente em cima calcanhar, com flexão de tronco, relaxar coluna cervical; inspirar pelo nariz para expandir espaços intercostais; expire pela boca; repita 5 vezes.

4) <u>Pelve Neutra</u>: decúbito dorsal, exercícios de pelve no solo de anteversão retroversão de quadril, o paciente deve "achar "sua pelve neutra.

5) <u>Body Spheres</u>: deslocamento lateral glúteos: sentar no canto da bola suíça e centro da mesma, inspire para preparar, expire posicionando a pélvis a direita, inspire para voltar para centro; expire posicionando pelve a esquerda, repita o procedimento. Variação: posicione pélvis mais à direita até alcançar parte lateral do quadril esquerdo, pés irão brotar e o corpo todo irá para esquerda, coloque duas mãos na bola suíça, exatamente do lado coxa esquerda; inspire e segura para depois posicionar os quadris a esquerda, fazendo corpo inteiro voltar para o centro.

6) <u>Front splits, variações reformer</u>: glúteo máximo e alongamento flexores do quadril, alongamento isquiotibiais contralateral.: em pé fora do aparelho e ao lado do mesmo, perna fletida (solo), pé esquerdo na mesma linha da onde começa o pé do aparelho, perna direita fletida apoiada no aparelho (ajoelhada), pé direito apoiado com calcanhar no encosto do ombro, dedos apoiados no aparelho, segurar duas mãos na barra, braço estendido, coluna reta. Movimento: empurrar carrinho na inspiração, alongando perna dentro do carrinho, realizando uma extensão máxima, expirar o ar, coluna se mantém reta sem flexão. Repetir 5 vezes cada lado.

<u>OBS</u>: À medida que a aluna progride o pé pode ser colocado no apoio de ombro do reformer, com o calcanhar apoiado.

7) <u>Footwork: toes dedos:</u> fortalecer quadríceps e tríceps surral.: decúbito dorsal reformer, apoiar apenas os dedos

na barra, pernas fletidas, coluna neutra, braços ao longo corpo estendidos. Movimento: empurrar com membros inferiores (estendendo as pernas) o carrinho na inspiração, contraindo abdômen e realizar apenas flexão e extensão do tornozelo, (expirar), retornar à posição inicial, sem descontrolar carrinho, segurando movimento, repetir 8 vezes.

8) <u>Bridge (ponte):</u> reformer: fortalecer glúteo máximo, isquiotibiais, quadríceps: decúbito dorsal, pernas fletidas, pés apoiados barra, quadris elevados, pernas paralelas, braços ao longo corpo. Movimento: inspirar empurrar carrinho para trás, estendendo joelhos, expirar retornando posição inicial, estando as pernas fletidas e quadril elevado, repetir 6 vezes. Variação: dependendo da aluna, pode pedir para se retirar uma perna da barra estendida, deve-se trocar as pernas.

9) <u>Arms pull up and down:</u> (puxando braços para cima e para baixo/unilateral); fortalece grande dorsal e bíceps. Posição: sentado pernas cruzadas cadillac.

10) <u>Rolling back (down up):</u> rolando para trás—cadillac: fortalecer abdominais e rolamento vértebras coluna. sentado de frente barra com molas amarelas longas, pernas sem flexionadas, coluna reta, ombros na altura peitorais, braços estendidos, pés apoiados no ferro do aparelho. Movimento: (inspirar) força pelo abdômen, "umbigo nas cotas", enrolando coluna vértebra por vértebra, olhar para umbigo, formar uma concha, ir descendo corpo(expirando), cabeça é a última a chegar e a primeira a sair do solo; na volta inspirar subir (flexão coluna) enrolando coluna ao mesmo tempo desenrolando crescimento axial (expirar), repetir 3 vezes.

¾ **semana:**

1) Mermaid–sereia cadillac: sentar no meio cadillac pernas para fora do aparelho ou cruzadas, coluna reta, braços abertos na altura ombro, estendidos. Movimento: inspirar fazendo uma flexão de tronco, segurar a barra com uma das mãos, membros superiores sempre estendidos, ir descendo lateralmente, sem retirar glúteos do solo, expirando ar; retornar crescendo axialmente, pescoço acompanha movimento sem torções. Repetir 5 vezes cada lado.

2) <u>Hundred</u>: o cem (5x5), 2 tipos de cinco mat ensino duplos de cinco mat. decúbito dorsal, joelhos fletidos, direção peito, inspire profundo, ao expirar sinta o peito e abdômen aprofundarem no mat, eleve a cabeça, com ombro para baixo, olhe umbigo, alongue braços lado corpo, balance os braços estendidos, bombeando para cima e para baixo, inspire contando 5 oscilações.

-Repita   5 vezes mesmo exercício com   as pernas flexionadas no alto, como se seus pés estavam apoiados em uma parede: decúbito dorsal, pelve neutra, perna fletidas solo, braços paralelos lado tronco, inspira para flexionar coluna e elevar braços na altura dos ombros, expira-se e repete 5 vezes o balanço dos braços estendidos; pede-se a aluna para que na inspiração simultaneamente estenda joelhos e abaixe-os o máximo sem perder a organização (Imprint), inspire eleve os braços em 5 tempos faça o balanço dos membros superiores, mantendo flexão coluna e escápula organizada, volte posição inicial. Repita 10 séries de cada ciclo, (inspire e expire).

3) <u>Spine stretch</u>: (alongamento coluna) cadillac /barra móvel (torre); em pé ou ajoelhado no cadillac, segurar a barra braços estendidos, coluna alongada, pelve neutra, abdômen contraído. Movimento: flexionar coluna "como se fosse um mergulho", arredondar a coluna descendo, empurrando a barra ao mesmo tempo que desenrola a coluna, alongando-a na posição de "mesa", pescoço acompanha o alongamento da coluna, sem extensão ou flexão, (a torre poderá sair da linha média do aparelho, dependendo do alongamento do aluno), inspirar retornar enrolando   vértebra   por   vértebra,   expirando desenrolando e crescendo axial. Repetir 5 vezes.

4) <u>Bridge (ponte):</u> reformer- variação (elevando uma perna estendida e outra fletida) fortalecer glúteo máximo, isquiotibiais, quadríceps: decúbito dorsal, pernas fletidas, pés apoiados barra, quadris elevados, pernas paralelas, braços ao longo corpo. Movimento: inspirar empurrar carrinho para trás, estendendo joelhos, expirar retornando posição inicial, estando as pernas fletidas e quadril elevado, repetir 6 vezes.

5) <u>Footwork Hells: reformer-posição V pés</u>: decúbito dorsal reformer, apoiar pés na barra com rotação externa, formando posição V, pernas fletidas, rotação externa de joelhos, coluna neutra, braços ao longo corpo estendidos. Movimento: empurrar com membros inferiores (estendo as pernas) o carrinho na inspiração, contraindo abdômen, expirar, retornar à posição inicial, sem descontrolar carrinho, segurando movimento, repetir 8 vezes.

6) <u>Arms Up and Down</u>: (braços para cima e para baixo) em pé no cadillac; fortalecer peitoral maior e grande dorsal:

em pé cadillac, pernas estendidas, seguras barra de madeira presa acima com molas longas, estender braços (inspiração), realizar força para puxar barra para baixo (expiração). Repetir 6 vezes.

7) Rollover (rolar para trás): (rolando para trás): fortalece abdominais e mobilizar coluna) decúbito dorsal alongue o corpo, estenda braços segure a barra de madeira (caso seja no cadillac) presa a molas longas, pernas estendidas no solo, como se fosse espreguiçar-se; contrair glúteos, flexão plantar nos pés, direcione queixo para peito, o peito sobre as costelas, as costelas sobre o abdômen, abdômen sobre quadris, alongando–se para frente, expire tentando levantar-se para fora dos quadris e acima coxas, manter umbigo pressionado para coluna; inicie a volta, deslize levemente o cóccix para baixo, inspire enquanto começa a pressionar umbigo para coluna; reverta sequência do exercício, explicado anteriormente, repita 5 vezes, (cadillac) ou mat.

1) Roll up: fortalece coluna e mobiliza vértebras. decúbito dorsal alongue o corpo, estenda braços atrás cabeça e pernas no solo, como se fosse espreguiçar-se; contrair glúteos, flexão plantar nos pés, direcione queixo para peito, o peito sobre as costelas, as costelas sobre o abdômen, abdômen sobre quadris, alongando–se para frente, expire tentando levantar-se para fora dos quadris e acima coxas, manter umbigo pressionado para coluna; inicie a volta, deslize levemente o cóccix para baixo, inspire enquanto começa a pressionar umbigo para coluna; reverta sequência do exercício, explicado anteriormente, repita 5 vezes, (cadillac) ou mat.

2) <u>Hundred- 2 tipos mat:</u> ensino de dois tipos dos cinco mat. decúbito dorsal, joelhos fletidos, direção peito, inspire profundo, ao expirar sinta o peito e abdômen aprofundarem no mat, eleve a cabeça, com ombro para baixo, olhe umbigo, alongue braços lado corpo, balance os braços estendidos, bombeando para cima e para baixo, inspire contando 5 oscilações. Repita 5 vezes mesmo exercício com as pernas flexionadas no alto, como se seus pés estavam apoiados em uma parede. Decúbito dorsal, pelve neutra, perna fletidas solo, braços paralelos lado tronco, inspira para flexionar coluna e elevar braços na altura dos ombros, expira-se e repete 5 vezes o balanço dos braços estendidos; pede-se a aluna para que na inspiração simultaneamente estenda joelhos e abaixe-os o máximo sem perder a organização (Imprint), inspire eleve os braços em 5 tempos faça o balanço dos membros superiores, mantendo flexão coluna e escápula organizada, volte posição inicial. Repita 10 séries de cada ciclo (inspire e expire

3) <u>Leg séries supine/ frog:</u> cadillac ou reformer. Objetivo: fortalecer quadríceps adutores, estabiliza coluna. decúbito dorsal mesa do aparelho, braços ao longo corpo, pernas fletidas, joelhos e pés abduzidos, colocados nas alças de pés com molas longas (só alça se for aparelho reformer).

-<u>Movimento:</u> inspirar para preparar, estender membros inferiores até 15 graus (expirando ar), retornar posição inicial fletida. Observação: joelhos ficam até linha do abdômen (umbigo), repetir 6 vezes.

4) <u>Agachamento dyne disc:</u> em pé sobre disco equilíbrio pernas paralelas, braços a frente corpo, na altura ombros.

Movimento: inspirar para preparar, realizar flexão de quadril e joelho (expirando ar), com leve flexão coluna a frente (inclinação).

5) <u>Side splits</u> (separa de lado): fortalece abdutores e adutores de quadril, treino equilíbrio: aparelho reformer.: em pé de frente reformer segurar na barra dos pés subir apoiar o pé na parte fixa de madeira do aparelho, outro pé na parte móvel (as molas já devem estar arrumadas). Movimento: abdução membros superiores, alongamento axial, abduzir e aduzir pernas, contraindo abdômen e glúteo, a volta do carrinho deve ser devagar e bem controlado o movimento, repetir 8 vezes cada lado.

6) <u>Arms up and down</u>: (braços para cima e para baixo fortalece grande dorsal, peitoral e deltóide, (Reformer): decúbito dorsal, pernas fletidas sem apoio da barra, braços alongados segurando alça de mão em direção teto. Movimento: Inspirar e realizar uma flexão de ombro, puxando membros superiores estendidos para baixo (expirando), até encostarem na mesa do aparelho, retornar com membros superiores estendidos até linha ombro. Repetir 6 vezes.

7) <u>Mermaid (performer):</u> alongamento lateral da coluna: sentada de lado no reforme, pernas cruzadas, um braço estendido segurando barra dos pés, outro membro superior abduzido na altura ombro.

-<u>Movimento</u>: inspirar e realizar flexão tronco (carrinho se movimenta), braço acompanha movimento acima cabeça (expirar), retornar controlando carrinho com seu movimento. Repetir 5 vezes cada lado.

<u>7/8 semanas:</u>

1) <u>The roll up</u>: fortalece coluna e mobiliza vértebras. decúbito dorsal alongue o corpo, estenda braços atrás cabeça e pernas no solo, como se fosse espreguiçar-se; contrair glúteos, flexão plantar nos pés, direcione queixo para peito, o peito sobre as costelas, as costelas sobre o abdômen, abdômen sobre quadris, alongando–se para frente, expire tentando levantar-se para fora dos quadris e acima coxas, manter umbigo pressionado para coluna ;inicie a volta, deslize levemente o cóccix para baixo, inspire enquanto   começa a pressionar umbigo para coluna; reverta sequência do   exercício, explicado anteriormente, repita 5 vezes, (cadillac).

2) <u>hundred: 2 tipos:</u> mat Cem: ensino de dois tipos dos cinco mat; decúbito dorsal, joelhos fletidos, direção peito, inspire profundo, ao expirar sinta o peito e abdômen aprofundarem no mat, eleve a cabeça, com ombro para baixo, olhe umbigo, alongue braços lado corpo, balance os braços estendidos, bombeando para cima e para baixo, inspire contando 5 oscilações. Repita 5 vezes mesmo exercício com as pernas flexionadas no alto, como se seus pés estavam apoiados em uma parede. Decúbito dorsal, pelve neutra, perna fletidas solo, braços paralelos lado tronco, inspira para flexionar coluna e elevar braços na altura dos ombros, expira-se e repete 5 vezes o balanço dos braços estendidos; pede-se a aluna para que na inspiração simultaneamente estenda joelhos e abaixe-os o máximo sem perder a organização (Imprint), inspire eleve os braços em 5 tempos faça o balanço dos membros superiores;   mantendo   flexão   coluna   e   escápula organizada, volte posição inicial. Repita 10x 5 oscilações braços séries de cada ciclo (inspire e expire).

3) <u>Leg series supine– frog </u>(cadillac): decúbito dorsal, pernas fletidas, pés apoiados barra móvel, mão ao longo do corpo. Movimento: flexionar joelhos até no máximo linha do peitoral, com pés e joelhos em rotação externa, pelve neutra, quadril apoiado aparelho, retornar, repetir 8 vezes.

4) <u>leg series supine –bike cycle</u> (cadillac): decúbito dorsal no cadillac, braços ao longo corpo, molas longas nas alças de pé (inspirar), iniciar movimento igual de bicicleta, flexão de um joelho (trazendo próximo ao peitoral) extensão da outra perna rente ao solo, movimentos contínuos e sincronizados repetir 10 vezes e fazer movimento inverso mais 10 vezes. OBS: sem subir quadril, só em nível mais avançado, igual a foto.

5) <u>agachamento com dyne disc</u>: avanço: fortalecimento quadríceps, posteriores coxas. Colocar um pé sobre o dyne disc, outro na mesma linha só que no chão, braços estendidos linha ombro, inspirar e realizar flexão de quadril e joelho 90 graus (expira), o joelho da perna do solo deve ficar rente ao solo, os dois joelhos não podem passar o joelho, repita 5 vezes cada perna.

6) <u>Body Extension</u> (extensão corpo): aparelho: meia lua/ barril/bola: fortalecer paravertebrais e relaxamento: decúbito ventral sobre a meia lua, membros superiores e inferiores estendidos, mãos e pés no solo, cabeça neutra. Movimento: inspirar elevar peitoral, ombros, braços e mãos do solo, realizando extensão do tronco, pernas mantém–se estendidas e unidas realizando contração de glúteo, (expirar) no retorno, cabeça segue o movimento entre os ombros, repetir 5 vezes,   Terminar com

relaxamento total do corpo sobe a meia lua, professor poderá realizar uma massagem com rolo de Pilates na coluna cliente. Observação: membros superiores na extensão, não devem passar da linha dos ombros.

6 Exercícios para Disfunção Sexual:

<u>Objetivos:</u> fortalecer assoalho pélvico e músculos períneo

<u>Descrição dos Exercícios</u>

<u>Respiração:</u>

1)<u>Ensino respiração tridimensional e contração abdominal:</u> (idem descritivo anterior).

2)<u>Ensino pelve:</u> anteversão, retroversão, pélvica neutra, imprint), (idem descritivo anterior).

3)<u>Alongamento com bola suíça:</u> decúbito dorsal na bola, escorregar do sentado para apoio da lombar, estender braços para trás alongados até as mãos encostarem no solo com inversão punho, pés manter no chão apoio total.

4)<u>Flexão- extensão solo com bola suíça:</u> decúbito dorsal, braços ao longo corpo, com os membros inferiores segurar a bola suíça apertando entre os gastrocnêmios, elevar pernas estendidas, (pelve neutra), em um ângulo de 45 graus executar flexão e extensão bola sem descer as pernas, repetir 5 vezes.

5) <u>the roll-up:</u> fortalece coluna e mobiliza vértebras. decúbito dorsal alongue o corpo, estenda braços atrás cabeça e pernas no solo, como se fosse espreguiçar-se; contrair glúteos, flexão plantar nos pés, direcione queixo para peito, o peito sobre as costelas, as costelas sobre o abdômen, abdômen sobre quadris, alongando–se para frente, expire tentando levantar-se para fora dos quadris e acima coxas, manter umbigo pressionado para coluna; inicie a volta , deslize levemente o cóccix para baixo,

inspire enquanto começa a pressionar umbigo para coluna; reverta sequência do exercício, explicado anteriormente, repita 5 vezes, (cadillac).

6) <u>Horse (barril)</u>: Execução: Sentar com os membros inferiores abduzidos e estendidos no barril, braços podem estar ao longo corpo ou à frente estendidos.

-<u>Movimento</u>: inspire e contraia adutores e abdominais elevando o corpo e "trancando o xixi" para trabalhar períneo, sinta sua cabeça no teto, expire relaxe, repita 6 vezes.

7) <u>Side splits:</u> (reformer):em pé de frente reformer segurar na barra dos pés subir apoiar o pé na parte fixa de madeira do aparelho, outro pé na parte móvel (as molas já devem estar arrumadas), abdução membros superiores, alongamento axial, abduzir e aduzir pernas, contraindo abdômen e glúteo, a volta do carrinho deve ser devagar e bem controlado o movimento, repetir 8 vezes cada lado.

8) <u>Descanso Dois:</u> aliviar tensão na coluna lombar e no adutor e alongar isquiotibiais. Decúbito dorsal, levar joelhos até queixo e posicione a bola entre as pernas ou joelhos (em cima da panturrilha), segure a bola com as mão estendidas dos dois lados; inspire prepare, expire e lentamente puxe a bola suíça, abaixando um pouco mais os joelhos, incline de um lado para outro; aproxime os joelhos e incline um pouco a cabeça (flexão) e depois abaixe. Repita 3 vezes.

<u>¾ Semana:</u>

<u>Ensino respiração tridimensional e contração abdominal:</u> (idem descritivo anterior)

<u>Ensino pelve:</u> (anteversão, retroversão, pélvica neutra, imprint), (idem descritivo anterior).

1) <u>The roll-up</u>: fortalece coluna e mobiliza vértebras. Decúbito dorsal alongue o corpo, estenda braços atrás cabeça e pernas no solo, como se fosse espreguiçar-se; contrair glúteos, flexão plantar nos pés, direcione queixo para peito, o peito sobre as costelas, as costelas sobre o abdômen, abdômen sobre quadris, alongando–se para frente, expire tentando levantar-se para fora dos quadris e acima coxas, manter umbigo pressionado para coluna; inicie a volta , deslize levemente o cóccix para baixo, inspire enquanto começa a pressionar umbigo para coluna; reverta sequência do   exercício, explicado anteriormente, repita 5 vezes, (cadillac) ou mat.

2) <u>Hundred</u>: o cem: Execução: decúbito dorsal, pelve neutra, perna fétidas elevadas, braços paralelos lado tronco, inspira para flexionar coluna e elevar braços na altura dos ombros, expira-se e repete 5 vezes o balanço dos braços estendidos;: pede-se a aluna para que na inspiração simultaneamente estenda joelhos e abaixe-os o máximo sem perder a organização (Imprint), inspire eleve os braços em 5 tempos faça o balanço dos membros superiores,   mantendo   flexão   coluna   e   escápula organizada, volte posição inicial. Repita 10 séries de cada ciclo (inspire e expire).

3) <u>Leg circles</u> (reformer): decúbito dorsal, pernas fletidas, rotação externa joelhos, pés apoiados barra, mão ao longo do corpo; na roldana (corda) de mãos, deve-se estar alças dos pés, que deverão ser colocadas uma em cada pé abduzido (posicionada no centro do pé), para isso deve-se retirar pernas do apoio fletidas, ligeira flexão quadril para trás, retornar ,estender membros inferiores 90 graus, quadril neutro com apoio. Movimento: descer as

pernas unidas puxando a corda, até 35 graus solo, abduzir pernas estendidas, realizando um círculo, voltando para trás (carrinho), sem elevar quadril, voltar à 90 graus, aduzindo pernas, realizar 5 círculos sentido horário e 5 círculos anti-horário. Observação: quando se for colocar alça dos pés, as mesmas devem ser colocadas uma por vez, estende-se a perna, (alça firme no centro do pé), em seguida coloca-se a outra, para segurança.

4)Frog (reformer): decúbito dorsal, pernas fletidas, pés apoiados barra, mão ao longo do corpo; na roldana (corda) de mãos, deve-se estar alças dos pés, que deverão ser colocadas uma em cada pé abduzido (posicionada no centro do pé), para isso deve-se retirar pernas do apoio fletidas, ligeira flexão quadril para trás, retornar, estender membros unidos à 45 graus.

-Movimento: flexionar joelhos até no máximo linha do peitoral, com pés e joelhos em rotação externa, pelve neutra, quadril apoiado aparelho, retornar, estendendo pernas a 45 graus, repetir 8 vezes. Observação: quando se for colocar alça dos pés, as mesmas devem ser colocadas uma por vez, estende-se a perna, (alça firme no centro do pé), em seguida coloca-se a outra, para segurança.

5) Relaxamento com bola suíça: decúbito dorsal, professor deverá passar a bola suíça em todo corpo de seu aluno, com movimentos giratórios com pequena pressão.

5/6 semanas:

6) The roll-up: fortalece coluna e mobiliza vértebras. decúbito dorsal alongue o corpo, estenda braços atrás cabeça e pernas no solo, como se fosse espreguiçar-se; contrair glúteos, flexão plantar nos pés, direcione queixo

para peitão peito sobre as costelas, as costelas sobre o abdômen, abdômen sobre quadris, alongando–se para frente, expire tentando levantar-se para fora dos quadris e acima coxas, manter umbigo pressionado para coluna; inicie a volta , deslize levemente o cóccix para baixo, inspire enquanto   começa a pressionar umbigo para coluna; reverta sequência do   exercício, explicado anteriormente, repita 5 vezes, (cadillac) ou mat.

7) <u>Leg circles (reformer):</u> decúbito dorsal, pernas fletidas, rotação externa joelhos, pés apoiados barra, mão ao longo do corpo; na roldana (corda) de mãos, deve-se estar alças dos pés, que deverão ser colocadas uma em cada pé abduzido (posicionada no centro do pé), para isso deve-se retirar pernas do apoio fletidas, ligeira flexão quadril para trás, retornar, estender membros inferiores 90 graus, quadril neutro com apoio.

-<u>Movimento</u>: descer as pernas unidas puxando a corda, até 35 graus solo, abduzir pernas estendidas, realizando um círculo, voltando para trás (carrinho), sem elevar quadril, voltar à 90 graus, aduzindo pernas, realizar 5 círculos sentido horário e 5 círculos anti-horário. Observação: quando se for colocar alça dos pés, as mesmas devem ser colocadas uma por vez, estende-se a perna, (alça firme no centro do pé), em seguida coloca-se a outra, para segurança.

8) <u>Frog (reformer)</u>: decúbito dorsal, pernas fletidas, pés apoiados barra, mão ao longo do corpo; na roldana (corda), de mãos, deve-se estar alças dos pés, que deverão ser colocadas uma em cada pé abduzido (posicionada no centro do pé), para isso deve-se retirar pernas do apoio fletidas, ligeira flexão quadril para trás,

retornar, estender membros unidos à 45 graus. Movimento: flexionar joelhos até no máximo linha do peitoral, com pés e joelhos em rotação externa, pelve neutra, quadril apoiado aparelho, retornar, estendendo pernas a 45 graus, repetir 8 vezes. Observação: quando se for colocar alça dos pés, as mesmas devem ser colocadas uma por vez, estende-se a perna, (alça firme no centro do pé), em seguida coloca-se a outra, para segurança.

9) <u>Side splits (reformer)</u>: em pé de frente reformer segurar na barra dos pés subir apoiar o pé na parte fixa de madeira do aparelho, outro pé na parte móvel (as molas já devem estar arrumadas), abdução membros superiores, alongamento axial, abduzir e aduzir pernas, contraindo abdômen e glúteo, a volta do carrinho deve ser devagar e bem controlado o movimento, repetir 8 vezes cada lado.

10) <u>Relaxamento com bola suíça</u>: decúbito dorsal, professor deverá passar a bola suíça em todo corpo de seu aluno, com movimentos giratórios com pequena pressão.

<u>7/8 semanas:</u>

1) <u>Alongamento pelvitrocanterianos</u>: (barril), em 'pé de costas para o espaldar do barril, apoiar membro esquerdo fletido e abduzido na parte côncava do aparelho, perna direita estendida apoiada em uma pequena caixa de apoio dentro aparelho. Movimento: flexão de coluna à frente, braços a frente perna fletida, alongados, permanecer 20 segundo nessa posição.

2) <u>Horse (barril)</u>: adutores: Sentar com os membros inferiores abduzidos e estendidos no barril, braços podem estar ao longo corpo ou à frente estendidos.

-<u>Movimento</u>: inspire e contraia adutores e abdominais elevando o corpo e "trancando o xixi" para trabalhar períneo, sinta sua cabeça no teto, expire relaxe, repita 6 vezes.

3) <u>Hundred</u>: decúbito dorsal, pelve neutra, perna fletidas elevadas, braços paralelos lado tronco, inspira para flexionar coluna e elevar braços na altura dos ombros, expira-se e repete 5 vezes o balanço dos braços estendidos: pede-se a aluna para que na inspiração simultaneamente estenda joelhos e abaixe-os o máximo sem perder a organização (Imprint), inspire eleve os braços em 5 tempos faça o balanço dos membros superiores, mantendo flexão coluna e escápula organizada, volte posição inicial. Faça 10 séries de cada ciclo.

4<u>) Leg circles (reformer):</u> decúbito dorsal, pernas fletidas, rotação externa joelhos, pés apoiados barra, mão ao longo do corpo; na roldana (corda) de mãos, deve-se estar alças dos pés, que deverão ser colocadas uma em cada pé abduzido (posicionada no centro do pé), para isso deve-se retirar pernas do apoio fletidas, ligeira flexão quadril para trás, retornar, estender membros inferiores 90 graus, quadril neutro com apoio.

- <u>Movimento</u>: descer as pernas unidas estendidas puxando a corda, até 35 graus solo, abduzir pernas estendidas, realizando um círculo, voltando para trás (carrinho), sem elevar quadril, voltar à 90 graus, aduzindo pernas, realizar 5 círculos sentido horário e 5 círculos anti-horário. Observação: quando se for colocar alça dos pés, as mesmas devem ser colocadas uma por vez, estende-se a perna, (alça firme no centro do pé), em seguida coloca-se a outra, para segurança;

5) <u>Leg circles cadillac:</u> decúbito dorsal, membros superiores ao longo corpo, membros inferiores unidos e fletidos, pés com pequena rotação externa, apoio alças de pé (meio do pé) -mola longa/ leve, pelve neutra e abdômen contraído. Movimento: extensão de joelhos, perna ângulo de 45 graus, abduzindo (fazendo um círculo com as pernas membros inferiores (afastando-as lateralmente) (inspiração), ao mesmo tempo que desce membros inferiores irá unir novamente (expiração) e iniciar movimento. O exercício poderá ser repetido anti-horário, 5 vezes cada sentido.

6) <u>Relaxamento com rolo:</u> decúbito dorsal, professor deverá passar o rolo em todo corpo de seu aluno, com movimentos para frente e para trás com pequena pressão," como se estivesse abrindo uma massa de pão".

7 Gestação e pós-Parto:

<u>Objetivos:</u> exercícios posturais, fortalecer cintura escapular, assoalho pélvico e abdominal transverso, trabalhar muita respiração profunda com (freno labial).

<u>Descrição dos Exercícios: 1 e 2 meses ½ semana</u>

1) <u>Ensino respiração tridimensional e contração abdominal:</u> (idem descritivo anterior)

2) <u>Ensino pelve:</u> (anteversão, retroversão, pélvica neutra, imprint, circundução quadril) (idem descritivo anterior), com bola suíça, posição sentada.

3) <u>Propriocepção core:</u> decúbito dorsal mat, pés no solo. Movimento: imaginar com olhos fechados que está desenhando em seu abdômen um círculo unindo o reto

abdominal com o inferior, com as mãos sobre o abdômen gravídico.

4) <u>Exercício de contração e relaxamento da vagina e ânus (Kegel):</u> execução: decúbito dorsal mat, pés apoiados solo, "segurar e soltar xixi" (segura 5 a 10 segundos).

5) <u>The hundred:</u> 1 tipo: decúbito dorsal, joelhos fletidos, direção peito, inspire profundo, ao expirar sinta o peito e abdômen aprofundarem no mat, eleve a cabeça, com ombro para baixo, olhe umbigo, alongue braços lado corpo, balance os braços estendidos, bombeando para cima e para baixo, inspire contando 5 oscilações.

6) <u>Mermaid (performer):</u> alongamento lateral da coluna: sentada de lado no reformer, pernas cruzadas, um braço estendido segurando barra dos pés, outro membro superior abduzido na altura ombro. Movimento: inspirar e realizar flexão tronco (carrinho se movimenta), braço acompanha movimento acima cabeça (expirar), retornar controlando carrinho com seu movimento. Repetir 5 vezes cada lado.

<u>¾ semana:</u>

1) <u>Ensino respiração tridimensional e contração abdominal:</u> (idem descritivo anterior)

2) <u>Ensino pelve:</u> (anteversão, retroversão, pélvica neutra, imprint, circundução quadril) (idem descritivo anterior), com bola suíça, posição sentada.

3) <u>Propriocepção core:</u> decúbito dorsal mat, pés no solo. Movimento: imaginar com olhos fechados que está desenhando em seu abdômen um círculo unindo o reto abdominal com o inferior, com as mãos sobre o abdômen gravídico.

4) <u>Exercício de contração e relaxamento da vagina e ânus</u> (Kegel): execução: decúbito dorsal mat, pés apoiados solo, "segurar e soltar xixi" (segura 5 a 10 segundos).

5) <u>The hundred:</u> 1 tipo: decúbito dorsal, joelhos fletidos, direção peito, inspire profundo, ao expirar sinta o peito e abdômen aprofundarem no mat, eleve a cabeça, com ombro para baixo, olhe Umbigo, alongue braços lado corpo, balance os braços estendidos, bombeando para cima e para baixo, inspire contando 5 oscilações.

6) <u>Hours no barril ou bola suíça:</u> adutores: Sentar com os membros inferiores abduzidos e estendidos no barril, braços podem estar ao longo corpo ou à frente estendidos. Movimento: inspire e contraia adutores e abdominais elevando o corpo e "trancando o xixi" para trabalhar períneo, sinta sua cabeça no teto, expire relaxe, repita 6 vezes.

7) <u>Footwork Double leg pump toes:</u> sentada na cadeira, apoiar ponta dos pés nos pedais (metatarsos), realizar movimento de flexão (inspirar) e extensão de quadril a 90 graus(expirar), repetir 10 vezes.

8)<u>Alongamento cadeia posterior</u>: (barril): Movimento: em pé de costas para o barril, frente ao espaldar do mesmo, realizar uma extensão de coluna, (usar caixa no solo para apoia dos pés), braços acima cabeça, alongados.

<u>5/6 Semana:</u>

1) <u>Rolling back (cadillac):</u> (rolando para trás): fortalece abdominais e mobilizar coluna): decúbito dorsal alongue o corpo, estenda braços segure a barra de madeira preá a molas longas, pernas estendidas no solo, como se fosse espreguiçar-se; contrair glúteos, flexão plantar nos pés, direcione queixo para peito, o peito sobre as costelas, as

costelas sobre o abdômen, abdômen sobre quadris, alongando–se para frente, expire tentando levantar-se para fora dos quadris e acima coxas, manter umbigo pressionado   para coluna; inicie a volta, deslize levemente o cóccix para baixo, inspire enquanto começa a pressionar umbigo para coluna; reverta sequência do exercício, explicado anteriormente, repita 5 vezes, (cadillac).

2) <u>Shoulder Bridge na bola suíça</u>: fortalecer glúteo máximo, isquiotibiais, quadríceps, no aparelho reformer. Decúbito dorsal, pernas fletidas, pés apoiados bola, quadris elevados, pernas paralelas, braços ao longo corpo. Movimento: inspirar elevar quadril, estendendo joelhos, expirar retornando posição inicial, estando as pernas fletidas e quadril elevado, repetir 6 vezes.

3) <u>Hundred solo: 1 tipo:</u> decúbito dorsal, joelhos fletidos, direção peito, inspire profundo, ao expirar sinta o peito e abdômen aprofundarem no mat, eleve a cabeça, com ombro para baixo, olhe umbigo, alongue braços lado corpo, balance os braços estendidos, bombeando para cima e para baixo, inspire contando 5 oscilações.

4) <u>pump one leg front–Chair</u>: em pé em frente a chair, com a ponta do pé esquerdo no pedal, outro pé no solo. Inspirar para preparar, empurrar pedal para baixo (expirar), voltar segurando o movimento. Repetir 6 vezes cada perna.

5) <u>Pump one leg front Chair (variação)</u>: fortalecer bíceps femoral e adutores: Execução: idem anterior, só que o quadril estará abduzido, pé rotação externa, seu corpo ao lado da cadeira. Movimento: empurrar pedal para baixo.

6) <u>Alongamento cadeia posterior:</u> (barril): Movimento: em pé de costas para o barril, frente ao espaldar do mesmo, realizar uma extensão de coluna, (usar caixa no solo para apoia dos pés ou no espaldar do barril), braços acima cabeça, alongados.

<u>7/8 Semana:</u>

1) <u>Rolling back (cadillac) (rolando para trás):</u> fortalece abdominais e mobilizar coluna): decúbito dorsal alongue o corpo, estenda braços segure a barra de madeira preá a molas longas, pernas estendidas no solo, como se fosse espreguiçar-se; contrair glúteos, flexão plantar nos pés, direcione queixo para peito, o peito sobre as costelas, as costelas sobre o abdômen, abdômen sobre quadris, alongando–se para frente, expire tentando levantar-se para fora dos quadris e acima coxas, manter umbigo pressionado   para coluna; inicie a volta, deslize levemente o cóccix para baixo, inspire enquanto começa a pressionar umbigo para coluna; reverta sequência do exercício, explicado anteriormente, repita 5 vezes, (cadillac).

2) <u>Shoulder Bridge na bola suíça:</u> fortalecer glúteo máximo, isquiotibiais, quadríceps reformer: decúbito dorsal, pernas fletidas, pés apoiados bola, quadris elevados, pernas paralelas, braços ao longo corpo. Movimento: inspirar elevar quadris, estendendo joelhos, expirar retornando posição inicial, estando as pernas fletidas e quadril elevado, repetir 6 vezes.

3) <u>Footwork Double leg pump toes.</u> (Com magicdisc): sentada na cadeira, apoiar ponta dos pés nos pedais (metatarsos), realizar movimento de flexão (inspirar), extensão de quadril a 90 graus (expirar), ao mesmo tempo

a aluna irá segurar um magicdisc e irá pressioná-lo trabalhando peitoral, repetir 10 vezes.

4) <u>The hundred:</u> 1 tipo: decúbito dorsal, joelhos fletidos, direção peito, inspire profundo, ao expirar sinta o peito e abdômen aprofundarem no mat, eleve a cabeça, com ombro para baixo, olhe umbigo, alongue braços lado corpo, balance os braços estendidos, bombeando para cima e para baixo, inspire contando 5 oscilações.

5) <u>Mermaid na chair:</u> Sentado na cadeira de lado, pé direito apoiado solo, perna estendida, perna esquerda flexionada apoiada na cadeira, quadris apoiados, mão esquerda deverá ser apoiada no pedal, coluna - crescimento axial. Movimento: (inspirar), realizar flexão de coluna lateral, braço direito acima cabeça acompanha movimento, mão esquerda empurra pedal, descendo corpo lentamente (expirar).

6) <u>Alongamento cadeia posterior: (barril):</u> Movimento: em pé de costas para o barril, frente ao espaldar do mesmo, realizar uma extensão de coluna, (usar caixa no solo para apoia dos pés), braços a cima cabeça, alongados.

<u>Variação mais avançada:</u> retirar uma perna, pés presos espaldar.

8. Pós Mastectomia Câncer de Mama:

<u>Objetivo:</u> deve-se focar exercícios funcionais, priorizar melhora dos encurtamentos de membros superiores, diminuição linfedemas e exercícios de extensão de coluna.

<u>Descrição dos Exercícios: 1 e 2 Mês:1 /2 semana:</u>

<u>Exercícios Respiratórios:</u>

1) <u>Respiração Abdominal e Torácica:</u> decúbito dorsal, ensino dos exercícios de respiração, o método Pilates. Direcionar a respiração para diferentes lugares do corpo:

respiração abdominal; respiração torácica (colocar as mãos em cada região ou a bola suíça e sentir a bola subir e descer em cada inspiração e expiração.

2) <u>Posição de concha</u>: posição perfeita para direcionar a respiração para todos espaços intercostais, afastando escápulas; alongando osso do sacro, coluna lombar e torácica.: sentar paciente em cima calcanhar, com flexão de tronco, relaxar coluna cervical; inspirar pelo nariz para expandir espaços intercostais; expire pela boca; repita 5 vezes.

<u>Exercícios de Contração Abdominal Transverso:</u>

3) Contração Abdominal transverso: decúbito dorsal solo, pernas fletidas, ensino da contração do transverso, com as mãos no abdômen, realizando 10 respirações com contrações (como se o umbigo fosse no centro da terra, sugar abdômen, sem movimentar pelve).

<u>**Exercícios Pelve:**</u>

5) Pelve Neutra: decúbito dorsal, exercícios de pelve no solo de anteversão retroversão de quadril, o paciente deve "achar "sua pelve neutra.

6<u>) The hundred</u>: tipo: 1 Execução: decúbito dorsal, joelhos fletidos, direção peito, inspire profundo, ao expirar sinta o peito e abdômen aprofundarem no mat, eleve a cabeça, com ombro para baixo, olhe umbigo, alongue braços lado corpo, balance os braços estendidos, bombeando para cima e para baixo, inspire contando 5 oscilações.

7) <u>Posição Gato</u> (4 apoios solo): perceber coluna neutra, exercícios de anteversão / retroversão solo para o paciente saber o que é coluna neutra.

8) <u>Balanço pélvico</u>: Execução: sentada bola suíça, balançar quadril com as mãos de um lado para outro, joelhos fletidos.

9) <u>Exercícios de escápula</u>: solo ou bola suíça, realizar movimento de protração e depressão, membros superiores estendidos, pernas fletidas, apoiadas no solo, decúbito dorsal solo ou bola, membros superiores estendidos, tentar alcançar pés uma mão por vez, coluna crescimento axial, realizando pequena flexão lateral coluna junto com escapula, (depressão escapular).

2/3 semanas:

1) <u>Exercícios de escápula</u>: solo ou bola suíça, realizar movimento de proteção e depressão, membros superiores estendidos, pernas fletidas, apoiadas no solo; decúbito dorsal solo ou bola, membros superiores estendidos, tentar alcançar pés uma mão por vez, coluna crescimento axial, realizando pequena flexão lateral coluna junto com escapula (depressão escapular).

2) <u>Shoulder bridge</u> (ponte), bola suíça: fortalecer glúteo máximo, isquiotibiais, quadríceps e no aparelho reformer.: decúbito dorsal, pernas fletidas, pés apoiados bola, quadris elevados, pernas paralelas, braços ao longo corpo. Movimento: inspirar elevar quadris, estendendo joelhos, expirar retornando posição inicial, estando as pernas fletidas e quadril elevado, repetir 6 vezes. OBS: adaptar 3 variações da ponte: um pé de apoio na bola, dois pés de apoio na bola, dois pés na bola com elevação de quadril e movimento de extensão e flexão de joelho e flexão de quadril.

3) <u>Rolling Back cadillac</u> (rolando para trás): cadillac, (rolando para trás): fortalece abdominais e mobilizar coluna) decúbito dorsal alongue o corpo, estenda braços segure a barra de madeira preá a molas longas, pernas estendidas   no solo, como se fosse espreguiçar-se; contrair glúteos, flexão plantar nos pés, direcione queixo para peito, o peito sobre as costelas, as costelas sobre o abdômen, abdômen sobre quadris, alongando–se para frente, expire tentando levantar-se para fora dos quadris e acima coxas, manter umbigo pressionado para coluna; inicie a volta, deslize   levemente o cóccix para baixo, inspire enquanto   começa a pressionar umbigo para coluna; reverta sequência do   exercício, explicado anteriormente, repita 5 vezes, (cadillac).

4) <u>Círculos laterais</u>: decúbitos lateral na bola (quadril apoiado bola), perna direita ajoelhada apoiada solo, outra perna direita   estendida e elevada, realizar pequenos círculos com ombros e os braços, ao mesmo tempo que realiza pequenos círculos com a perna esquerda(do quadril aos pés), imagina-se que você deve fazer esses círculos dentro de um copo, repetir mais 5 vezes outro lado.

5) <u>Mermaid na chair:</u> Execução: Sentado na cadeira de lado, pé direito apoiado solo, perna estendida, perna esquerda flexionada apoiada na cadeira, quadris apoiados, mão esquerda deverá ser apoiada no pedal, coluna - crescimento axial. Movimento: (inspirar), realizar flexão de coluna lateral, braço direito acima cabeça acompanha movimento, mão esquerda empurra pedal, descendo corpo lentamente (expirar).

<u>¾ Semana:</u>

Exercícios Respiratórios:
1) <u>Respiração Abdominal e Torácica</u>: decúbito dorsal, ensino dos exercícios de respiração, o método Pilates. Direcionar a respiração para diferentes lugares do corpo: respiração abdominal; respiração torácica (colocar as mãos em cada região ou a bola suíça e sentir a bola subir e descer em cada inspiração e expiração.
2) <u>Posição de concha</u>: posição perfeita para direcionar a respiração para todos espaços intercostais, afastando escápulas; alongando osso do sacro, coluna lombar e torácica.: sentar paciente em cima calcanhar, com flexão de tronco, relaxar coluna cervical; inspirar pelo nariz para expandir espaços intercostais; expire pela boca; repita 5 vezes.

Exercícios de Contração Abdominal Transverso:
3) <u>Contração Abdominal transverso</u>: decúbito dorsal solo, pernas fletidas, ensino da contração do transverso, com as mãos no abdômen, realizando 10 respirações com contrações (como se o umbigo fosse no centro da terra, sugar abdômen, sem movimentar pelve).

Exercícios Pelve:
4) <u>Pelve Neutra</u>: decúbito dorsal, exercícios de pelve no solo de anteversão retroversão de quadril, o paciente deve "achar "sua pelve neutra.
5) <u>The hundred</u>: 1 tipo: decúbito dorsal, joelhos fletidos, direção peito, inspire profundo, ao expirar sinta o peito e abdômen aprofundarem no mat, eleve a cabeça, com ombro para baixo, olhe umbigo, alongue braços lado corpo, balance os braços estendidos, bombeando para cima e para baixo, inspire contando 5 oscilações.

6) Bridget (ponte) reformer: decúbito dorsal aparelho, pés na barra (apoio calcanhar), elevar pélvis, (Inspirar), empurrar carrinho para trás (expirar), repetir 5 vezes; variação elevar uma perna fletida, trocando simultaneamente.

7) extensão coluna (barril): movimento: em pé de frente barril, membros superiores atrás nuca fletidos, podendo ser feria variação com pequena rotação de tronco pernas estendidas, decúbito ventral, (inspirar) realizar extensão coluna, expirar ir retornando posição inicial.

8) Rolling Back (cadillac): (rolando para trás): fortalece abdominais e mobilizar coluna). decúbito dorsal alongue o corpo, estenda braços segure a barra de madeira preá a molas longas, pernas estendidas no solo, como se fosse espreguiçar-se; contrair glúteos, flexão plantar nos pés, direcione queixo para peito, o peito sobre as costelas, as costelas sobre o abdômen, abdômen sobre quadris, alongando–se para frente, expire tentando levantar-se para fora dos quadris e acima coxas, manter umbigo pressionado para coluna; inicie a volta, deslize levemente o cóccix para baixo, inspire enquanto começa a pressionar umbigo para coluna; reverta sequência do exercício, explicado anteriormente, repita 5 vezes .

9) Arms up and down no reformer: decúbito dorsal aparelho, pernas fletidas e apoiadas barra dos pés, segurar nas alças de mãos, retirar pernas da barra, imaginado uma parede a sua frente.

Movimento: realizar flexão de ombro puxar barra em direção ao corpo para baixo rente corpo, braços estendidos, enquanto carrinho se movimenta para trás; os braços não podem passar linha dos ombros na extensão, repetir 8 vezes.

10) <u>Arms circles</u> (braços em círculos): reformer: fortalece deltóide, peitoral maior coracobraquial: posição inicial idem anterior, difere quando braços ao chegar lado corpo irão realizar em baixo uma abdução de braços, subindo o mesmo até altura dos ombros aduzindo (unir membros superiores na linha dos peitorais), repetir 6 vezes.

<u>5/6 Semana:</u>

1) <u>Alongamento cadeia anterior e posterior (Barril):</u>

a) <u>Alongamento cadeia posterior</u>: (barril): Movimento: em pé de costas para o barril, frente ao espaldar do mesmo, realizar uma extensão de coluna, (usar caixa no solo para apoia dos pés), braços a cima cabeça, alongados.

2) <u>Alongamento cadeia anterior:</u> Movimento: em pé de frente para barril, de costas ao espaldar, realizar flexão de coluna, apoiando todo corpo no barril, seu corpo se amolda sua forma ovalada, deixe os braços cair a frente alongados.

3) <u>Hundred:</u> 1 tipo: decúbito dorsal, joelhos fletidos, direção peito, inspire profundo, ao expirar sinta o peito e abdômen aprofundarem no mat, eleve a cabeça, com ombro para baixo, olhe umbigo, alongue braços lado corpo, balance os braços estendidos, bombeando para cima e para baixo, inspire contando 5 oscilações.

4) <u>Swan on front alternado-Chair:</u> alongamento musculatura anterior, fortalecimento paravertebrais; decúbito ventral chair, pode usar apoio de a mesa para pernas ficarem apoiadas e unidas, braços apoiados nos pedais estendidos. Movimento: contrair toda musculatura posterior corpo, inspirar com movimento dos ombros

empurrar pedal para baixo (expirar), alternado movimento, sempre braços estendidos, com pequena extensão coluna na volta do movimento, repetir 5 vezes cada braço ao mesmo tempo.

5) <u>Swan front</u> (nadando de frente): decúbito ventral na chair, mãos nos pedais, idem ao anterior, a diferença é que os braços estão fletidos, o movimento será de pequenas flexões de braço sem extensão cotovelo simultâneas, com pequena extensão coluna, pernas e glúteos contraídos, repetir 8 vezes.

6) <u>Side body twist no chão</u>: alongamento lateral chair. sentado de lado (ajoelhado) na chair no chão, mão esquerda no pedal, braço alongado acima cabeça, inspirar e realizar flexão lateral coluna ao mesmo tempo que com a mão esquerda empurra-se pedal para baixo, alongando toda cadeia lateral e membros superiores, trocar o lado e repetir mais 4 vezes. Observação: para pessoas iniciantes as pernas devem ficar abduzidas no solo, avançadas iguais da foto.

<u>7/8 Semana:</u>

1) <u>knee Stretches Rond</u> (alongando joelhos): Ação: mobilização vertebral no reformer. Execução: decúbito ventral, mão apoiadas barra dos pés reformer, ajoelhada de frente barra, coluna reta, inspirar empurrar carrinho pela força dos abdomens (expirar), joelhos vão para trás empurrando carrinho, pequena flexão extensão quadril, membros superiores sempre estendidos.

2) <u>The hundred</u>: 1 tipo: decúbito dorsal, joelhos fletidos, direção peito, inspire profundo, ao expirar sinta o peito e abdômen aprofundarem no mat, eleve a cabeça, com ombro para baixo, olhe umbigo, alongue braços lado

corpo, balance os braços estendidos, bombeando para cima e para baixo, inspire contando 5 oscilações.

3) <u>Frog no reformer</u>: decúbito dorsal, pernas fletidas, pés apoiados barra, mão ao longo do corpo; na roldana (corda) de mãos, deve-se estar alças dos pés, que deverão ser colocadas uma em cada pé abduzido (posicionada no centro do pé), para isso deve-se retirar pernas do apoio fletidas, ligeira flexão quadril para trás, retornar, estender membros unidos à 45 graus.

<u>Movimento</u>: flexionar joelhos até no máximo linha do peitoral, com pés e joelhos em rotação externa, pelve neutra, quadril apoiado aparelho, retornar, estendendo pernas a 45 graus, repetir 8 vezes. Observação: quando se for colocar alça dos pés, mas mesmas devem ser colocadas uma por vez, estende-se a perna, (alça firme no centro do pé), em seguida coloca-se a outra, para segurança.

4) <u>Arm Circles</u> (braços em círculos): Reformer: decúbito dorsal aparelho, braços altos estendidos na linha peitoral, direção teto, pés sem encostar barra apoio, pernas fletidas. Movimento: realizar flexão de ombro rente corpo (puxar para baixo), (inspirar), abduzir membros superiores (expirando), ir subindo com adução de membros superiores, enquanto carrinho é puxado para trás, juntar braços em direção teto até linha ombros, repetir 5 vezes.

5) <u>Arm Tríceps reformer</u>: execução idem anterior, a diferença é que quando membros superiores após flexão de ombros estiverem apoiados no aparelho ao lado corpo, irá ser realizada flexão extensão cotovelo (cotovelo deve ficar apoiado no aparelho; na flexão o carrinho irá voltar, na extensão carinho irá subir para trás.

6) <u>Spine Stretch</u> (alongamento coluna): cadillac em pé no cadillac, mola longa presa barra móvel, alongamento posterior coluna será realizado com uma flexão da mesma a frente, com rolamento vertebral e controle abdominal, ao mesmo tempo que se empurra a barra para baixo, com braços alongados o máximo possível, repetir 3 vezes.

9 Pilates e Dermato Funcional

<u>Objetivo:</u> diminuição edema membros inferiores, melhora circulação sanguínea e linfática, diminuição dores musculares, fortalecer membros inferiores e abdominais.

<u>Descrição dos Exercícios: 1 e 2 meses/1/2 semana</u>

<u>Exercícios Respiratórios:</u>

1) <u>Respiração Abdominal e Torácica:</u> decúbito dorsal, ensino dos exercícios de respiração, o método Pilates. Direcionar a respiração para diferentes lugares do corpo: respiração abdominal; respiração torácica (colocar as mãos em cada região ou a bola suíça e sentir a bola subir e descer em cada inspiração e expiração).

2) <u>Posição de concha:</u> posição perfeita para direcionar a respiração para todos espaços intercostais, afastando escápulas; alongando osso do sacro, coluna lombar e torácica. Movimento: sentar paciente em cima calcanhar, com flexão de tronco, relaxar coluna cervical; inspirar pelo nariz para expandir espaços intercostais; expire pela boca repita 5 vezes.

<u>Exercícios de Contração Abdominal Transverso:</u>

3) <u>Contração Abdominal transverso:</u> decúbito dorsal solo, pernas fletidas, ensino da contração do transverso, com as mãos no abdômen, realizando 10 respirações com contrações (como se o umbigo fosse no centro da terra, sugar abdômen, sem movimentar pelve).

<u>**Exercícios Pelve:**</u>

4) <u>Pelve Neutra:</u> decúbito dorsal, exercícios de pelve no solo de anteversão retroversão de quadril, o paciente deve "achar "sua pelve neutra.

5)<u>Posição Gato</u> (4 apoios solo): perceber coluna neutra, exercícios de anteversão / retroversão solo para o paciente saber o que é coluna neutra.

6) <u>Hundred:</u> 1 tipo: decúbito dorsal, joelhos fletidos, direção peito, inspire profundo, ao expirar sinta o peito e abdômen aprofundarem no mat, eleve a cabeça, com ombro para baixo, olhe umbigo, alongue braços lado corpo, balance os braços estendidos, bombeando para cima e para baixo, inspire contando 5 oscilações.

7) <u>Rolling Back up:</u> (Rolando para trás) cadillac: fortalece abdominais e mobilizar coluna): decúbito dorsal alongue o corpo, estenda braços segure a barra de madeira presa a molas longas, pernas estendidas no solo, como se fosse espreguiçar-se; contrair glúteos, flexão plantar nos pés, direcione queixo para peito, o peito sobre as costelas, as costelas sobre o abdômen, abdômen sobre quadris, alongando–se para frente, expire tentando levantar-se para fora dos quadris e acima coxas, manter umbigo pressionado para coluna; inicie a volta, deslize levemente o cóccix para baixo, inspire enquanto começa a pressionar umbigo para coluna; reverta sequência do exercício, explicado anteriormente, repita 5 vezes .

8) <u>Tower</u> cadillac–barra móvel: (variação: sem elevar pelve solo): melhora edema pela posição favorável retorno venoso, circulação sanguínea e linfática postural. Variação: pés em V. decúbito dorsal no aparelho, mãos ao lado corpo, alça de proteção na barra móvel onde os pés

estão apoiados. Movimento: Inspirar realizar flexão e extensão quadril e joelhos (expirar). Repetir 10 vezes.

9) <u>Chicken wings</u>: aparelho Reformer: fortalecimento redondo maior, grande dorsal, peitoral maior, grande dorsal, coracobraquial e abdominal. Pode ser feito no solo com elástico. decúbito dorsal reformer, pernas fletidas sem apoio, não estarão segurando alças, braços abduzidos em flexão de cotovelo apoiados no aparelho. Movimento: Inspirar puxar escápula para baixo (carrinho movimenta), flexão de ombro (expirar retornar posição inicial). Repetir 8 vezes.

10) <u>Mermaid Reformer</u>: alongamento lateral da coluna: sentada de lado no reformer, pernas cruzadas, um braço estendido segurando barra dos pés, outro membro superior abduzido na altura ombro. Movimento: inspirar e realizar flexão tronco (carrinho se movimenta), braço acompanha movimento acima cabeça (expirar), retornar controlando carrinho com seu movimento. Repetir 5 vezes cada lado.

11) <u>Rolling Back up</u>: cadillac: (Rolando para trás): fortalece abdominais e mobilizar coluna). decúbito dorsal alongue o corpo, estenda braços segure a barra de madeira preá a molas longas, pernas estendidas no solo, como se fosse espreguiçar-se; contrair glúteos, flexão plantar nos pés, direcione queixo para peito, o peito sobre as costelas, as costelas sobre o abdômen, abdômen sobre quadris, alongando–se para frente, expire tentando levantar-se para fora dos quadris e acima coxas, manter umbigo pressionado   para coluna; inicie a volta, deslize levemente o cóccix para baixo, inspire enquanto começa

a pressionar umbigo para coluna; reverta sequência do exercício, explicado anteriormente, repita 5 vezes .

2) <u>Hundred:</u> 1 tipo: decúbito dorsal, joelhos fletidos, direção peito, inspire profundo, ao expirar sinta o peito e abdômen aprofundarem no mat, eleve a cabeça, com ombro para baixo, olhe umbigo, alongue braços lado corpo, balance os braços estendidos, bombeando para cima e para baixo, inspire contando 5 oscilações.

13) <u>Leg series supine (lowers):</u> cadillac: fortalecimento glúteo máximo isquiotibiais, estabilização lombar.: decúbito dorsal, braços ao longo do corpo, pelve neutra, pernas estendidas juntas, pés presos nas alças dos pés, com mola longa. <u>Movimento:</u> Inspirar preparar e realizar extensão de quadril (expirar), retornar com flexão de quadril. Repetir 8 vezes.

14) <u>Arms pull up and down-variação:</u> barra móvel cadillac. sentado de lado no aparelho, pernas cruzadas (ou fletidas para fora da mesa), segurar com mão esquerda barra móvel, braços fletido a 90 graus. Movimento: (inspirar) realizar extensão de ombro empurrando para cima barra, retornar na flexão (expirar), repetir 5 vezes cada membro.

15) <u>Spine Stretch:</u> Alongamento de coluna para frente no aparelho cadillac : alongamento de coluna para frente.: sentado em frente a barra móvel no cadillac, alongamento posterior coluna, será realizado com uma flexão da mesma a frente, com rolamento vertebral e controle abdominal, ao mesmo tempo que se empurra a barra para frente da linha do aparelho, com braços alongados o máximo possível, repetir 3 vezes.

<u>5/6 Semana:</u>

1)<u>Alongamento axial:</u> <u>Execução</u>: sentada bola suíça (joelhos alinhados com tornozelos; separada distância do quadril), alongar coluna para o teto, encontrar melhor postura, conseguir mobilidade coluna e identificar pelve neutra.: pés firmemente posicionados colocar cóccix para frente e deixar bola rolar suavemente sob a paciente; retornar posição neutra. Puxar cóccix para trás e role a bola para frente, repita 6 vezes. Pescoço alongado.

2) <u>The hundred:</u> 1 tipo: decúbito dorsal, joelhos fletidos ,direção peito, inspire profundo, ao expirar sinta o peito e abdômen aprofundarem no mat, eleve a cabeça, com ombro para baixo, olhe umbigo, alongue braços lado corpo, balance os braços estendidos, bombeando para cima e para baixo, inspire contando 5 oscilações.

3) <u>Footwork Double leg pump toes</u>: sentada na cadeira, apoiar ponta dos pés nos pedais (metatarsos), realizar movimento de flexão (inspirar) e extensão de quadril a 90 graus (expirar). Repetir 10 vezes.

4) <u>Footwork Double leg pumps hells</u> (calcanhar): idem descrição anterior, a variação e o apoio do calcanhar do pé na chair.

5) <u>Swan front</u> (nadando de frente): fortalece paravertebrais e alongamento musculatura anterior. decúbito dorsal na cadeira, quadril apoiado na cadeira, pernas juntas estendidas. Movimento: inspirar e realizar extensão coluna, mãos no pedal, braços estendidos (pedais devem subir), repetir 4 vezes.

6) <u>Sit up down:</u> no aparelho chair: fortalece grande dorsal, tríceps braquial. sentado solo de frente para cadeira, coluna ereta, mãos no pedal, braços estendidos. Movimento: Inspirar realizar flexão de ombro, (expirar)

empurrar pedal para baixo braços estendidos. Repetir 4 vezes.

7) <u>Alongamento pelve trocanteriano</u>: no aparelho barril em pé de costas para o espaldar, apoiar membro esquerdo fletido e abduzido na parte côncava do aparelho, perna direita estendida apoiada em uma pequena caixa de apoio dentro aparelho. Movimento: flexão de coluna à frente, braços a frente perna fletida, alongados, permanecer 20 segundo nessa posição, repetir 3 vezes cada perna.

<u>7/8 Semana:</u>

<u>Aquecimentos e exercícios de respiração:</u> idem semanas anteriores.

1) <u>Rolling back </u>(Rolando para trás): fortalece abdominais e mobilizar coluna). decúbito dorsal alongue o corpo, estenda braços segure a barra de madeira preá a molas longas, pernas estendidas no solo, como se fosse espreguiçar-se; contrair glúteos, flexão plantar nos pés, direcione queixo para peito, o peito sobre as costelas, as costelas sobre o abdômen, abdômen sobre quadris, alongando–se para frente, expire tentando levantar-se para fora dos quadris e acima coxas, manter umbigo pressionado para coluna; inicie a volta, deslize levemente o cóccix para baixo, inspire enquanto começa a pressionar umbigo para coluna; reverta sequência do exercício, explicado anteriormente, repita 5 vezes .

2) <u>Hundred</u>: 1 tipo: decúbito dorsal, joelhos fletidos, direção peito, inspire profundo, ao expirar sinta o peito e abdômen aprofundarem no mat, eleve a cabeça, com ombro para baixo, olhe umbigo, alongue braços lado

corpo, balance os braços estendidos, bombeando para cima e para baixo, inspire contando 5 oscilações.

3) <u>Leg series supine (lowers)</u>: cadillac: fortalecimento glúteo máximo isquiotibiais, estabilização lombar.: decúbito dorsal, braços ao longo do corpo, pelve neutra, pernas estendidas juntas, pés presos nas alças dos pés, com mola longa. Sequência leg séries: Variações: a) movimento dos círculos horário e anti-horário; b) extensão e flexão de quadril: "empurrar" direção horizontal, com pernas fletidas; c) realizar 8 círculos pequenos com os pés, as duas pernas devem estar afastadas, descendo e elevando as pernas repetidamente. Movimento: Inspirar preparar e realizar extensão de quadril (expirar), retornar com flexão de quadril. Repetir 8 vezes.

4) <u>Long box</u>: (puxando as cordas): fortalece grande dorsal, redondo maior, deltóide e serrátil.: Usar caixa grande do reformer, decúbito ventral (de frente barra pés), pernas unidas e estendidas, braços estendidos segurar corda, sem alças. Movimento: inspirar e puxar cordas, realizando flexão de ombro bilateral (expirar), voltar na extensão e repetir movimento 6 vezes. Variações a serem feitas: a) puxar para trás corda, abduzindo braços; b) realizar extensão e flexão cotovelo (tríceps).

5) <u>Spine stretch </u>(alongamento coluna): cadillac. mola longa presa barra móvel, alongamento posterior coluna será realizado com uma flexão da mesma a frente, com rolamento vertebral e controle abdominal, ao mesmo tempo que se empurra a barra para baixo, com braços alongados o máximo possível, repetir 3 vezes. Pode ser realizado em pé ou sentado.

<u>10 Pilates e Osteoporose:</u>

<u>Objetivo:</u> fortalecer colo do fêmur, vértebras coluna, rádio distal (punho); evitar exercícios de alto impacto, prevalência exercícios equilíbrio e força muscular. Enfatizar o trabalho de fortalecimento dos membros inferiores, membros superiores e dos estabilizadores da coluna."

<u>Descrição dos Exercícios: ½ mês</u>

1)<u>Abdominal e Torácica:</u> Decúbito dorsal, ensino dos exercícios de respiração, o método Pilates. Direcionar a respiração para diferentes lugares do corpo: respiração abdominal; respiração torácica (colocar as mãos em cada região ou a bola suíça e sentir a bola subir e descer em cada inspiração e expiração).

2)<u>Posição de concha:</u> posição perfeita para direcionar a respiração para todos espaços intercostais, afastando escápulas; alongando osso do sacro, coluna lombar e torácica. Movimento: sentar paciente em cima calcanhar, com flexão de tronco, relaxar coluna cervical; inspirar pelo nariz para expandir espaços intercostais; expire pela boca repita 5 vezes.

<u>Exercícios de Contração Abdominal Transverso:</u>

3) <u>Contração Abdominal transverso:</u> decúbito dorsal solo, pernas fletidas, ensino da contração do transverso, com as mãos no abdômen, realizando 10 respirações com contrações (como se o umbigo fosse no centro da terra, sugar abdômen, sem movimentar pelve).

<u>- Exercícios Pelve:</u>

4) <u>Pelve Neutra:</u> decúbito dorsal, exercícios de pelve no solo de anteversão retroversão de quadril, o paciente deve "achar "sua pelve neutra.

5) <u>Posição Gato</u> (4 apoios solo): perceber coluna neutra, exercícios de anteversão / retroversão solo para o paciente saber o que é coluna neutra. variação no solo: tirar um membro inferior e um membro superior do solo, ir alterando, repetir 8 vezes cada lado.

6) <u>Bridge</u>: Ponte tradicional solo com bola: variação: ponte sobre bola suíça elevando um membro inferior estendida (alternar): variação: elevar uma perna fletida ou estendida.

7) <u>Ponte lateral solo</u>: paciente decúbito lateral, apoiar face lateral do antebraço no solo, com o cotovelo alinhado com o ombro, apoiando parte lateral de todo membro inferior sobre o solo, (perna de cima); o paciente tentará manter a posição inicial e isometria com ativação do transverso, respirar normalmente durante a isometria do exercício, repetir 3 vezes. Variação: elevar quadril do solo e manter posição com antebraço e lateral pé no solo.

8) <u>Rolling Back up</u>: (Rolando para trás) cadillac: fortalece abdominais e mobilizar coluna): decúbito dorsal alongue o corpo, estenda braços segure a barra de madeira presa a molas longas, pernas estendidas no solo, como se fosse espreguiçar-se; contrair glúteos, flexão plantar nos pés, direcione queixo para peito, o peito sobre as costelas, as costelas sobre o abdômen, abdômen sobre quadris, alongando–se para frente, expire tentando levantar-se para fora dos quadris e acima coxas, manter umbigo pressionado para coluna; inicie a volta, deslize levemente o cóccix para baixo, inspire enquanto começa a pressionar umbigo para coluna; reverta sequência do exercício, explicado anteriormente, repita 5 vezes .

9) <u>Miniagachamento:</u> variação no dynadisc ou bosu: igual procedimento anterior, mas utilizando uma superfície instável, para recrutar mais músculos do core profundos. Repetir 8 vezes movimento. Variação no cadillac com barra do trapézio.

10) <u>Hundred:</u> 1 tipo: Execução: decúbito dorsal, joelhos fletidos, direção peito, inspire profundo, ao expirar sinta o peito e abdômen aprofundarem no mat, eleve a cabeça, com ombro para baixo, olhe umbigo, alongue braços lado corpo, balance os braços estendidos, bombeando para cima e para baixo, inspire contando 5 oscilações. OBS: variação pernas estendidas ao teto e elevadas.

11) <u>Alongamento:</u> <u>Spine stretch</u> (alongamento coluna): cadillac. mola longa presa barra móvel, alongamento posterior coluna será realizado com uma flexão da mesma a frente, com rolamento vertebral e controle abdominal, ao mesmo tempo que se empurra a barra para baixo, com braços alongados o máximo possível, repetir 3 vezes. Pode ser realizado em pé ou sentado.

3/ 4 semana:

Série de membros inferiores no Reformer:

Repetir exercícios de respiração, pelve e alongamento inicial. Apresentação série no reformer.

1) <u>Bridge:</u> Mobilização de coluna, fortalecimento de Power House e extensores do quadril e coluna. Execução: aluno em decúbito dorsal no Reformer, membros inferiores com joelhos e quadril flexionados e pés apoiados na barra frontal, os membros superiores ao lado do corpo. Movimento: Aluno deve realizar a elevação do quadril, estendendo-o e retornando à posição inicial lentamente, mobilize a coluna vértebra por vértebra.

2) <u>Footwork Toes</u>: (Reformer): Fortalecimento de extensores do quadril e joelhos e flexores plantares.

<u>Execução</u>: Posição Inicial: Aluno em decúbito dorsal no aparelho, membros inferiores com ponta dos pés apoiadas na barra frontal com quadril e joelhos flexionados, membros superiores ao lado do corpo. Movimento: Aluno deve realizar a extensão dos joelhos e quadril, retornando à posição inicial. variação 1: Mesma posição e movimento anteriores, só que os dedos ficam apoiados. variação 2: Mesma posição e movimento anteriores, calcanhares apoiados e pés em V e o quadril em rotação externa.

4) <u>The Hundred</u>: Pernas estendidas. Fortalecimento de abdominais, paravertebrais e Power House.

<u>Execução</u>: Aluno em decúbito dorsal no Reformer, membros inferiores com quadril e joelhos flexionados a 90° e pés elevados, membros superiores com ombros flexionados segurando as alças de mãos. Movimento: realizar flexão da coluna, extensão dos joelhos e dos ombros, manter em isometria, realizar a (oscilação) dos braços por 100 repetições, retornar posição inicial.

5) <u>Leg Lowers</u>: Fortalecimento de isquiotibiais e glúteo máximo.

<u>Execução</u>: Aluno em decúbito dorsal no Reformer, membros inferiores com quadril flexionado, joelhos estendidos e pés presos nas alças de pés, membros superiores ao lado do corpo.

<u>Movimento</u>: realizar a extensão de quadril, lombar apoiada no carrinho, retornar à posição.

6) Leg Circles: Fortalecimento de isquiotibiais, glúteo máximo e adutores de quadril.

Execução: aluno em decúbito dorsal no Reformer, membros inferiores com quadril flexionado, joelhos estendidos e pés presos nas alças de pés, membros superiores ao lado do corpo apoiados. Movimento: realizar movimento circular com as pernas, abduzindo e estendendo o quadril, retornar à posição inicial.

7) <u>Sit Push down</u>: execução: sentado chão de frente chair /, pernas afastadas, empurrar pedais da Chair para baixo com as mãos, braços estendidos, coluna reta. Fortalecimento grande dorsal e tríceps braquial.

8) <u>Short Spine Massage:</u> Alongamento de cadeia posterior e de coluna lombar, e mobilização de coluna. Execução: em decúbito dorsal no Reformer, membros inferiores com quadril flexionado, joelhos estendidos e pés apoiados nas alças, membros superiores ao lado do corpo. Movimento: realizar a elevação de quadril, estendendo-o, depois realiza-se a flexão dos joelhos, seguidos do abaixamento do quadril ao estender a coluna, juntamente com a extensão dos joelhos, retornando à posição inicial.

9) <u>Mermaid:</u> Alongamento de cadeia lateral. Execução: sentar de lado no Reformer, membros inferiores com joelhos flexionados, membros superiores com um braço ao lado do corpo e outro braço com mão apoiada na barra frontal. Movimento: realizar a flexão lateral da coluna, empurrando o carrinho e elevando o outro membro superior acima da cabeça, abduzindo o ombro, retornar e repetir o movimento.

10) <u>Massagem com Bola suíça</u>: decúbito ventral, passar levemente a bola em toda extensão da coluna, nas pernas, nos glúteos, nos braços e nas mãos. Utilizar movimentos circulares horário e anti-horário.

⁵⁄₆ **Semana:**

Repetir exercícios de respiração, pelve e alongamento inicial. Apresentação série no reformer.

1)Alongamento Bola Sereia: sentada solo. bola lateral ao corpo, braço esquerdo apoiado lado corpo no solo, braço direito acima da cabeça na bola, alongar empurrando a bola para longe de você o máximo que conseguir sem tirar o glúteo oposto do solo. Trocar lado.

2)Swimming (nadando): decúbito ventral, braços e pernas estendidas no solo, elevar braços e pernas unilateral e alternados, simultaneamente ir trocando lados, cabeça não eleva na extensão de pescoço. Fortalecimento de paravertebrais, glúteo máximo, isquiotibiais, deltóide, trabalha cadeia cruzada e coordenação sinérgica.

3)The Hundret (o cem): fortalecimento abdominal: decúbito dorsal, braços estendidos acima para teto, largura ombros, pernas fletidas elevadas, estender e abaixar as pernas próximas do solo, simultaneamente os braços vão em direção às pernas estendidos, realizar 10 oscilações de braços a cada movimento.

4)Stretches back Barril (alongamento de costas de quadríceps): dentro do aparelho de costas para o estofado, segurar no espaldar do mesmo, colocar uma perna flexionada no estofado, apoiando joelho no estofado, sem flexionar a perna de apoio no solo, trocar lados.

5)Alongamento cadeia lateral Mermaid Chair: enteado lateral na chair, mão direita (debaixo) apoiar em pedal, cotovelo estendido, braço esquerdo estendido acima da cabeça, ir em direção a mão apoiada no pedal, trocar lados.

6)<u>Stomassage séries: (série massagem no estômago)</u>: Alongamento musculatura posterior e mobilização da coluna em flexão: sentado no Reformer, membros inferiores com joelhos e quadril flexionados e pés apoiados na barra frontal, membros superiores com mãos ao lado dos pés e segurando a barra frontal. Aluno deve realizar a extensão dos joelhos e quadril e flexão da coluna, sem soltar as mãos da barra frontal, retornando à posição inicial.

7)<u>Footwork double leg pump</u>: Reformer: Fortalecimento quadríceps e tríceps surral.: Aluno em decúbito dorsal no Reformer, membros inferiores com ponta dos pés apoiadas na barra frontal com quadril e joelhos flexionados, membros superiores ao lado do corpo. Aluno deve realizar a extensão dos joelhos e quadril, retornando à posição inicial.

8)<u>Footwoork double leg pumps Arch</u>: Reformer (calcanhar): variação 1: Mesma posição e movimento anteriores, porém com calcanhares apoiados. Fortalecimento quadríceps femoral e tibial anterior.

9)<u>Footwoork double leg pumps</u>: Heels em V: Reformer. Variação 2: Mesma posição movimento anteriores, porém com calcanhares apoiados e pés em V com o quadril em rotação externa. Fortalecimento quadríceps femoral, tibial anterior e adutores.

10)<u>Swan front Chair</u>: alternados lados: decúbito ventral na chair, braços estendidos com as mãos no pedal, executar a elevação da escápula sem flexionar cotovelo, movimento de retração de uma escápula por vez, cabeça acompanha movimento girando lateral ao lado que está sendo executado.

11)<u>Spine Strech:</u> Cadillac (alongamento da coluna), musculatura posterior e rolamento vertebral.: sentado no aparelho, segurando a barra fixa, realizar o movimento de rolamento e flexão de coluna.

<u>⅞ Semana</u>

Repetir exercícios de respiração, pelve e alongamento inicial. Apresentação série no cadillac.

1) <u>Double Leg Stretch:</u> Execução: decúbito dorsal, tirar escápulas do chão, pernas fletidas e elevadas, segurar as mãos no joelho, estender simultaneamente braços e pernas sem apoiar no solo as mesmas (braços atrás da cabeça), a cabeça e as escápulas não devem encostar solo, repetir 10 vezes. Alongamento das duas pernas. Fortalecimento abdominais.

2)<u>Hip Circles:</u> círculos com as pernas, sentado solo, apoiar braços atrás do corpo estendidos, pernas estendidas e levemente afastadas, realizar min círculos sentido horário e anti-horário, 10 vezes cada lado. Fortalecimento de flexores de quadril, punhos, adutores e abdominais, estabilização da coluna.

3) <u>Arm Push up and down:</u> Cadillac. Execução: puxando braços para cima e para baixo, pernas cruzadas sentado de frente aparelho. Fortalecimento bíceps braquial e grande dorsal. Variação: unilateral.

4)<u>Arms Pull up Down (variação</u>): Cadillac. puxando braços para cima e para baixo unilateral, pernas cruzadas sentado de frente aparelho. Fortalecimento bíceps braquial e grande dorsal.

5)<u>Arms Bíceps Reformer:</u> sentado reformer alças de mão, flexionar cotovelo, cotovelo alto, linha do ombro, voltar posição inicial, músculo trabalhado bíceps braquial.

6)<u>Chicken Reformer</u>: Deitada decúbito dorsal no Reformer, pernas fletidas, cabeça no encosto, alças nas mãos, braços a 90 graus, puxar braços semifletidos ao lado do corpo perto do carrinho.

7)Footworks double leg pump Chair toes (dedos): sentada na chair de frente, apoiar apenas dedos dos pés nos pedais e empurrar os mesmos para baixo. Fortalecimento de quadríceps e tríceps surral.

8)<u>Footworks double leg pump Chair Hells</u> (calcanhar): sentada na chair de frente, apoiar apenas pontas dos dedos nos pedais e empurrar os mesmos para baixo. Fortalecimento de quadríceps e tibial surral, depois apenas com uma perna (unilateral), outra perna fica elevada e estendida à frente, alternar lados.

9)<u>Alongamento lateral no Barril</u>: posicionar o corpo de lado, dentro do aparelho Barril, apoiar toda coluna na parte almofadada e deitar com braços alongados acima da cabeça, repetir lado oposto. Alongamento toda cadeia lateral coluna.

10)<u>Stretches Front</u> (alongamento de frente no Barril). Elevar a perna na almofada do aparelho e fazer uma flexão de coluna até alcançar o pé ou tornozelo. Alongamento de isquiotibiais.

CONCLUSÃO

O presente trabalho demonstrou a aplicabilidade do método Pilates solo (acessórios e a aparelhos), em diversas patologias específicas na saúde da mulher, sendo estas: dor lombo pélvica crônica, prolapso genital, osteoporose, disfunção sexual, menopausa e climatério, uroginecologia incontinência anal e urinária, tensão pré menstrual, pós mastectomia-câncer de mama e Pilates na dermato funcional, (edemas, inchaços, estética). O Pilates mostra–se eficaz para o tratamento das mesmas, reduzindo dores e proporcionando bem-estar físico e mental a mulher, (ALBUQUERQUE, 2000; ANDREAZZA, 2008; ARAÚJO,2012; DE LORENZI, 2009; FURLANI, 2009).

Conclui-se que os benefícios encontrados para mulheres portadoras de patologias exclusiva femininas, que praticam o Pilates duas vezes por semana com boa orientação, seguindo–se o princípio da individualidade biológica e necessidades individuais, são: aumento da força, aumento propriocepção (equilíbrio), maior controle muscular, integração corpo e mente, melhora da capacidade respiratória, aumento da flexibilidade, correção postural, reestruturação do corpo, melhora circulação sanguínea e linfática, prevenção de futuras, lesões, aumento da consciência corporal, aumento da autoestima e alivio da dores musculares; melhora contorno corporal com redução medidas abdominais; controle da TPM, das enxaquecas e retenção de líquidos. Prevenindo e tratando doenças como a osteoporose, osteopenia, hipertensão, diabetes, osteoporose, arteriosclerose, incontinência urinária, (por causa fortalecimento músculos abdominais e perineais); menor risco de depressão, mal de Alzheimer e recidiva de câncer. Promove o adequado posicionamento e funcionamento dos órgãos internos femininos, excelente trabalho realizado pós-parto, evitando a temida diástase abdominal, (AMERICAN CANCER SOCIETY, 2007-2008; BIANCO, 2004; CRAIG, 2006; GOODMAN, 2009; JORDAN, 1998; LAO, 2002; MORGADO, 2010; PASCOA, 2002; VICENTE, 2012).

O Método Pilates tem um efeito protetor na saúde feminina, sua prática favorece para uma vida saudável, com um organismo fortalecido e com risco menor de desenvolver doenças. Pilates quando executado corretamente seguindo seus princípios se transformará em uma atividade consciente e graciosa como uma dança. Os exercícios de contrologia reduzem o stress e a fadiga para realização de atividades do dia a dia e serão um compromisso para saúde feminina física, sexual e mental, (CRUZ, 2012; FURLANI, 2009; PILATES & MILLER, 2010).

REFERÊNCIAS BIBLIOGRÁFICAS

ALBUQUERQUE, Z, S, S. Itajaí, n.1, 2000. Câncer: **Tratamento Conservador Pós Cirurgia.** Disponível em:<http://www.scielo.com.br. Acesso em: 23 maio 2000.

AMERICAN CANCER SOCIETY. **Câncer e Tratamento.** Disponivel em: <http://www.cancer.org > BCFF-Final.pdf; 14 de fevereiro de, (2007-2008). Acesso em: 14, fev. 2007-2008.

ANDREAZZA. **The Influencie of Pilates Método at Pelvic Floor Is Strengthening.** (trabalho de conclusão de curso), Faculdade de Assis Gurgacz, Curso Fisioterapia; 2008.

ARAÚJO, L, M et.al. **Pain improvement in women with primary dysmenorrhea treated by Pilates.** PL Ventura – Disponível em: <WWW.bases.bireme.br). Rev. dor, 2012.

ANTUNES, M, M; DOMINGUES, A, C. **Main postural alterations in result of the scars of plastic surgeries.** Recebido em 2 jul. 2008. Aprovado em 21 set. 2008. Disponível em: <http://. WWW.google acadêmico.com.br), 21 set 2008.

BENEDETTI, B, T. ET AL. **Application of the International Physical Activity Questionnaire (IPAQ) for evaluation of elderly women: concurrent validity and test-retest reproducibility**. R. bras. Ci. e Mov. Brasília v. 12 n. 1 p. 25-34. Disponível em: < http://www.aleixo. com/arquivos/ artigos pg> jan./mar, 2004.

BERGMAN, A. **Fisioterapia em Mastologia Oncológica**. Publicação em 1/9/05, Disponivel em: <http://www.inca.gov.br>: 1/9/2005.

BIANCO, G. **Técnicas de Fisioterapia**. (Graduação de Fisioterapia da Universidade do Sul de Santa Catarina) –UNISUL, Tubarão; 2004.

BORGES et.al. **Dermato Funcional**. [Periódico on line] [citado em: 2008 jul. 21] disponível em: <http://www.atelierdocorpoba.com.br>/ pdf/tec_pilates.pdf; 2005.

BRACCIALLI, L, M, P; VILARTA, R. **A nova tendência da Reabilitação: Pilates**. Revista Paulista de Educação Física; 14:159-71, 2000.

CARDOSO, A. **Desenvolvimento das Técnicas de Pilates.** Ensaio Comunitário, ESS. FISIONLINE, Vol. 5, Nº1, pp. 4-17; 2009.

COMUNELLO, F, J. **Pilates conceitos.** Disponivel em: < http://www.institutosalus.com/google > Artigo de revisão Passo Fundo (RS), maio –jun. 2011.Acesso em:maio-jun 2011.

CRAIG, Colleen. **Pilates com Bola**. 2. ed. - São Paulo: Phorte, 2006.

CRUZ, F. **Effects of Pilates based exercise on life satisfaction, physical sel concepy and health status in adult woman.** Scielo, volume 3, maio, 2012.

DE LORENZI, RD.et.al. **Assistência à mulher climatérica: novos paradigmas.** Brasília, 2009.

FREITAS, D, C. **Reabilitação – funcional da coluna lombar.** São Paulo: Phorte, 2012.

FURLANI, P.L. **Saúde da Mulher.** Disponível em: Fisionet.com.br, 2009.

GONÇALVES, M.B.K.; ÂNGELO, R.C.O.; MARTINS, P.P.C. Aspectos Clínicos e morfofuncionais da casa de força no método Pilates. Fisioterapia Brasil, v. 10, n.1, p. 54-58, janeiro/fevereiro, 2009.

GOODMAN, D. **Pilates Reabilitação pós-parto.** Disponivel em: <http://www.pilates-ro.com/Pilates-pro>/MSPT, 2009.

JORDAN, S. **O sistema linfático.** Disponível em: http: //<www. copypastearticles.com.br> 14 de fevereiro de, 2007.

JOSEPH, P & MILLER, J.W; ROBBINS, J. **PILATES: Return to life through.** Contrology; 93 pg–, 1945-1998.

KAELIN, C., et al. **A sobrevivente do cancro da mama de Fitness.** New York: McGraw-Hill, (2007).

LAO, F, C; et.al. **Effectiveness of Core Stability Exercises and Recovery Myofascial Release Massage on Fatigue in Breast Câncer Survivors.** Department of Physical Therapy, Health Sciences Faculty, / Article ID 620619, 9 pages. University of Granada Spain, 2012. Disponivel em:<http://www.pubmedcentral.com.br/pdf/>, 2012.

LATEY, P., **The Pilates Método: History and Philosophy.** Journal of Bodywork and Movement Therapies, Vol. 5, Issue 4, pp. 275-282; 2001.

LEMOS, S.; SIMMER, M, R, L. **O Direito ao Envelhecimento Digno e a Fisioterapia**. Disponivel em: <http://www.semanaacademica.org.br/sites/, 2011.

MACHADO et al. **Saúde e Bem-estar: Uma Homenagem à mulher brasileira.** São Paulo: SOBRAC, 1993.

______________________________. **Saúde e Bem-Estar: quando a menopausa chegar: Uma Homenagem à mulher brasileira**. São Paulo: SOBRAC, 1993.

MAZO, Z, G; BERTOLDO, R, T. **Adaptação do questionário internacional de atividade física para idosos Adaptation of the international physical activity questionnaire for the elderly: Questionário Internacional de Atividade Física** – Versão curta. Disponivel em:< http://www.fef.unicamp.br/ forms/re-codesp/ Questionários.pdf, google acadêmico. Scielo, org, 2010.Acesso em: 2010.

MELGAREJO, A, M; AGNE, D, C. **As principais alterações posturais em decorrência das cicatrizes de cirurgias plásticas**. Vol.7, Núm.4, pp.509-517.Disponível em < conscientiae saúde@uninove.br> / Centro Universitário Nove de Julho, Brasil, 2008.

MILANI, B, G; João A, M, S; FARAH, A, E. **Fundamentos da Fisioterapia dermato-funcional**: Monografia de conclusão de curso. Grounds of a esthetic physical therapy: a review, 12(3), 2006; <http://www.fisionet.com.br/cód.=155>, 2006.

MORGADO, D. **Saúde da Mulher: Quem sou eu**. Matéria publicada no Caderno Especial de Dia das Mães do Jornal Zero Hora de 09/05/2010.

MUTRIE, N., et al. **Benefícios do programa supervisionado do grupo de exercícios para mulheres em tratamento para câncer de mama em estágio inicial: ensaio clínico randomizado pragmático controlado.** BMJ Online First>,334,517,2007.

NAHAS, V, M; GARCIA, T, M, I. **Um pouco de história, desenvolvimentos recentes e perspectivas para a pesquisa em atividade física e saúde no Brasil.** < http://www.revistasusp.sibi.usp.br/scielo./>v.24 n.1 São Paulo mar. 2010/.

NETO, P, E. et.al. **Efeitos do Método Pilates no autoconceito e na imagem corporal.** Disponivel em: <http: //www.interscienceplace.org>pag.194 a 209; (Monografia de conclusão de curso Graduação) /Universidade Castelo Branco, RIO DE JANEIRO/RJ, BRASIL,2009.

PASCOAL, G. **Trabalho Abdominal e Incontinência Urinária de Esforço.** Faculdade de Motricidade Humana, Departamento de Ciências da Motricidade, Laboratório de Anátomo fisiologia; 2002.

PILATES & MILLER, H, J.A **Obra Completa de Joseph Pilates: Sua Saúde: o Retorno a Vida Pela Contrologia** - com autoria de William John Miller, escritas em 1934 e 1945, editora phorte Ed,1, 2010.

PJ O'CLAIR / Ministério da Saúde e IDEA Inc - **Pilates e Câncer de Mama: Reconstruindo a Fundação. Relacionado.** IDEA de Fitness Journal, Volume 5, Número 4, par, 2008.

REINEHR, F, B; CARPES, P, F; MOTA, B, C. **Influência do Treinamento de Estabilização Central sobre a dor e Estabilidade Lombar.** Fisioter.Mov.com.br>;21(1):123-129 jan./mar, 2008.

RESENDE, APM; et.al. **Prolapso genital e reabilitação do assoalho pélvico**. REV. Femina: fevereiro, femina, vol.38, n.2. http://www.febrasgo.org.br/femina>.pdf,2010.

SERRÃO, C. (Re) **Pensar. Climatério.** Análise Psicológica, 2011. Disponível em <http://www.scielo.oces.mctes.pdf/> (XXVI): 15-23, 2008.

SILVA, R.P.I; SANTOS, B.T.M; BORGES, J. **Técnica de Pilates no tratamento da incontinência urinária em mulheres idosas.** Atelier do Corpo, Salvador, Ba,22 fev., 2002.Disponível em<htpp://WWW.google acadêmico.com.br, 22 fev.2002

SIMÃO, M. **Método de Pilates**. Impala Editores, S.A., Lisboa, ISBN; 2008.

SELBY, Anna; HERDMAN, Alan. **Pilates: como criar o corpo que você deseja**. São Paulo: Manole, 2000.

SIQUEIRA, G. B, et al. **Autonomia funcional de idosas praticantes de Pilates/ Functional autonomy of elderly women practicing Pilates.** Fonte: Fisioter. pesquisa; 17(4): 300-305. Disponível em:< http://www.fisioterapia-cursos.com; mar, 2012.

SOUZA, F.G.P. Ametal. **Recuperação pós-parto: ajudando moms new get seus corpos de volta.** FIEP BULLETIN - Volume 81 - Special Edition - ARTICLE II, Disponível em:(http://www.fiep bulletin.net), 2011.

______________________. **Influência do Pilates e da Hidroginástica na qualidade de vida dos pacientes**

portadores de Osteoporose. FIEP BULLETIN - Volume 81, bar, 2011.

SUKOVATY, S. **O exercício de Pilates pós-parto.** IDEA de: Fitness Journal. Disponivel em: <http://www.livestrong.com.br> /29 de maio de 2010. - Ano 3 - N º 12 março/ abril – 2010/ Revista científica internacional indexada ISSN 1679-9844, mar-abr 2010.

SCHICK, P, K /**Percepção da qualidade de vida em mulheres na fase do climatério praticantes de mat Pilates**. Trabalho de Conclusão de Curso (Bacharelado em Educação Física pela Universidade Feevale). Novo Hamburgo, 2011.

SMITH, E, J. ET AL. **Comparisons of approaches to pelvic floor muscle training for urinary incontinence in women**. Disponivel em: <http://cochrane.bvsalud.org/cochrane/ = pilates&lang= pt>, agos, 2012.

SPRAGUE, B., et al. **Life time: atividade recreativa e ocupacional física e risco de câncer de mama em situ e invasivo**. Cancer Biomarkers & Prevention Epidemiologia, 16, 236-43,2007.

VICENTE, É. **Conheça alguns benefícios do método Pilates.** Disponivel em: <http://www.idmed.com.br/saúde-da-mulher terra/google school >/Sex, 09 de março de 2012 11:54,1999.

ANEXOS
Anexo 1: Anamnese A

Nome:	Data: _____/ ______ / _____ Idade:

Sexo: F ( ) M ( )

As perguntas estão relacionadas ao tempo que você gasta fazendo atividade física na última semana. As perguntas incluem as atividades que você faz no trabalho, para ir de um lugar a outro, por lazer, por esporte, por exercício ou como parte das suas atividades em casa ou no jardim. Responda cada questão mesmo que considere que não seja ativo.

• atividades físicas VIGOROSAS são aquelas que precisam de um grande esforço físico e que fazem respirar muito mais forte que o normal.

• atividades físicas MODERADAS são aquelas que precisam de algum esforço físico e que fazem respirar um pouco mais forte que o normal.

Para responder as perguntas pense somente nas atividades que você realiza por pelo menos 10 minutos contínuos de cada vez. 1a Em quantos dias da última semana você caminhou por pelo menos 10 minutos contínuos em casa ou no trabalho, como forma de transporte para ir de um lugar para outro, por lazer, por prazer ou como forma de exercício? dias ______ por semana ( ) Nenhum

ANEXO 2: Anamnese B

1b. Nos dias em que você caminhou por pelo menos 10 minutos contínuos quanto tempo no total você gastou caminhando por dia?

Horas:______ Minutos _________.

2a. Em quantos dias da última semana, você realizou atividades moderadas por pelo menos 10 minutos contínuos, exemplos: pedalar leve na bicicleta, nadar, dançar, fazer ginástica aeróbica leve, jogar vôlei recreativo, carregar pesos leves, fazer serviços domésticos na casa; no quintal ou no jardim como varrer, aspirar, cuidar do jardim, ou qualquer atividade que fez aumentar moderadamente sua respiração ou batimentos do coração, (NÃO INCLUA CAMINHADA).

dias ______ por semana ( ) Nenhum

2b. Nos dias em que você fez essas atividades moderadas por pelo menos 10 minutos contínuos, quanto tempo no total você gastou fazendo essas atividades por dia? Horas: _______ Minutos: ______

Anexo 3: Anamnese C

3ª. Em quantos dias da última semana, você realizou atividades vigorosas por pelo menos 10 minutos contínuos, como por exemplo correr, fazer ginástica aeróbica, jogar futebol, pedalar rápido na bicicleta, jogar basquete, fazer serviços domésticos pesados em casa, no quintal ou cavoucar no jardim, carregar pesos elevados ou qualquer atividade que fez aumentar muito sua respiração ou batimentos do coração.

Dias _______ por semana ( ) Nenhum

3b: nos dias em que você fez essas atividades vigorosas por pelo menos 10 minutos contínuos quanto tempo no total você gastou fazendo essas atividades por dia? Horas: ________ Minutos: ______

-Sobre o tempo que você permanece sentado todo dia, no trabalho, na escola ou faculdade, em casa e durante seu tempo livre. Isto inclui o tempo sentado estudando, sentado enquanto descansa, fazendo lição de casa visitando um amigo, lendo, sentado ou deitado assistindo TV. Não inclua o tempo gasto sentando durante o transporte em ônibus, trem, metrô ou carro.

4a. Quanto tempo no total você gasta sentado durante um dia de semana? _____ horas _____ minutos

4b. Quanto tempo no total você gasta sentado durante em um dia de final de semana? ____ horas ____ minutos

Anexo 2: QUESTIONÁRIO SOBRE CONDIÇÕES DE SAÚDE:

A

QUESTIONÁRIO SOBRE CONDIÇÕES DE SAÚDE:
1. Você é portador de algum problema de saúde que possa ser agravado ou colocá-lo em risco durante atividade física?
a) Cardíaco: arritmia ( )   Isquemia coronária ( )   Infarto ( )
Malformação cardíaca: Sopro? ( ) Outra?
Febre reumática ( )   valvulopatía ( )   Cardiomegalia ( )
Outro problema? Qual?
b) Circulatório: Hipertensão ( )   Diabetes ( )
Trombose/embolia ( )
AVC (isquêmico ou derrame) ( )
Fístula artério-venosa ( )
c) Pulmonar/respiratório: Asma/ bronquite: ( )
Enfisema( )

Anexo 2: QUESTIONÁRIO SOBRE CONDIÇÕES DE SAÚDE:

B

d) Neurológico:
Epilepsia/convulsão ( )
Desmaios ( )
Enxaqueca ( )
Seqüela de doença neurológica (perda do movimento, sensibilidade ou equilíbrio). sim ( ) não ( )
e) Endócrino:
Hipertireoidismo/ hipotireoidismo (   )
Outro?
f) Renais:
insuficiência renal (   ) Glomerulonefrite ( ) Síndrome nefrótica (   )

Outro?
g) Hepáticos:
Hepatite crônica (B ou C), cirrose (   )

Anexo 2: QUESTIONÁRIO SOBRE CONDIÇÕES DE SAÚDE:

C

h) Musculoesqueléticos:
Tendinite (   ) inchaço dor-articular/ coluna (   )
Reumatismo/doenças reumáticas (Lúpus, Artrite Reumatoide) (   )
2. Você sente algum sintoma com a atividade física?
Tontura (   ) Cansaço excessivo (   ) Tosse/falta de ar/chiado (   )
Dores no peito (   ) Batedeira (   ) Dor de cabeça (   ) Dores nas costas (   )
Local:
Escurecimento da vista (   ) Outros:
Medicamentos: Qual:
Última menarca: ( )
Urina: dor (   ); quantas vezes por dia? (   ) Descreva:
Exames complementares:
Objetivo do paciente/ aluno:
Modelo retirado, Federação Unicamp /questionários, (BENEDETTI, 2004; MAZO, 2010).

Anexo 3: Escala Analógica de Dor

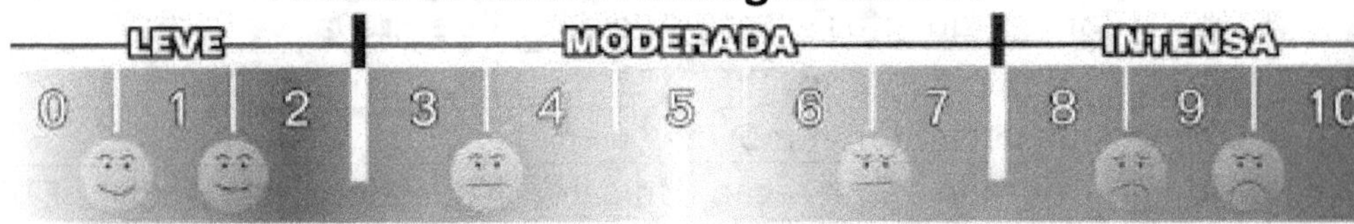

Anexo 4 A: Avaliação Clínica Postural:

Estática e Dinâmica:
Visão Anterior: ombros: altura das mãos, crista ilíaca; Joelhos (valgo/varo); pés (plano/cavo):
Vista lateral: ombros (interiorização): lordose/ cifose; joelho (flexum/recurvatum).
Vista posterior: ombros; escápulas (protração, retração); crista ilíaca: Joelhos: tronco
Ombros (alt./ant./post); triângulo de

tales, linha mamilar